# 健康城市建设技术指南

中国健康教育中心 组织编写

U0388028

人民卫生出版社
·北京·

**图书在版编目（CIP）数据**

健康城市建设技术指南 / 中国健康教育中心组织编写 . -- 北京：人民卫生出版社，2024. 10. -- ISBN 978-7-117-36518-5

Ⅰ. R126-62

中国国家版本馆 CIP 数据核字第 2024SJ3665 号

| | | |
|---|---|---|
| 人卫智网 | www.ipmph.com | 医学教育、学术、考试、健康，购书智慧智能综合服务平台 |
| 人卫官网 | www.pmph.com | 人卫官方资讯发布平台 |

**健康城市建设技术指南**

Jiankang Chengshi Jianshe Jishu Zhinan

**组织编写：**中国健康教育中心
**出版发行：**人民卫生出版社（中继线 010-59780011）
**地　　址：**北京市朝阳区潘家园南里 19 号
**邮　　编：**100021
**E - mail：**pmph @ pmph.com
**购书热线：**010-59787592　010-59787584　010-65264830
**印　　刷：**北京汇林印务有限公司
**经　　销：**新华书店
**开　　本：**710×1000　1/16　　**印张：**14
**字　　数：**194 千字
**版　　次：**2024 年 10 月第 1 版
**印　　次：**2024 年 10 月第 1 次印刷
**标准书号：**ISBN 978-7-117-36518-5
**定　　价：**65.00 元

**打击盗版举报电话：010-59787491　E-mail：WQ @ pmph.com**
**质量问题联系电话：010-59787234　E-mail：zhiliang @ pmph.com**
**数字融合服务电话：4001118166　　E-mail：zengzhi @ pmph.com**

# 《健康城市建设技术指南》
# 编写委员会

主　　编：李长宁

副主编：吴　敬　卢　永　严丽萍

编　　者：(按姓氏笔画排序)

王建勋　卢　永　白　纯　向恒阳　庄炳春　刘　熹

刘秀荣　刘俊宾　刘晓俊　刘惠琳　许锋华　孙　桐

孙源樵　严丽萍　李长宁　李岳峰　李金涛　李颖林

杨　帆　吴　婧　吴　敬　吴　霞　吴青青　吴周志

吴倩岚　宋　霁　张新卫　陆　艳　陈　德　武　文

季莉莉　金　伟　周红雨　周静锋　郑　康　赵　奇

袁　念　徐　勇　郭向伟　屠其雷　鲁芳芳　鄢勇兵

满庭芳　魏晓敏

编写秘书：王夏玲　安芮莹　孟德敬　李艺涵

健康城市是世界卫生组织（WHO）多年来积极倡导的场所健康促进的重要组成内容，旨在应对快速城市化带来的健康挑战，是健康促进理论在城市建设和健康治理领域的应用和发展。

自 20 世纪 80 年代末至今，我国先后启动了卫生城市创建、健康城市建设、健康（促进）县区建设等一系列以场所为基础的健康促进行动。这些行动与 WHO 倡导的健康城市理念一致，坚持预防为主和健康促进，采取"政府主导、多部门协作、全社会参与"策略，在政府治理和社会治理中突出健康治理，积极改善影响健康的环境、社会和个人因素，对维护人民群众健康和促进可持续发展做出重要贡献。我国的健康城市建设取得的成就获得国际社会的高度评价，WHO 分别于 2013 年和 2017 年授予中国政府"健康（卫生）城市特别奖"和"社会健康治理杰出典范奖"。

党的十八大以来，我国出台了一系列政策和措施推动健康城市建设高质量发展。2016 年，习近平总书记在全国卫生与健康大会上指出："要深入开展健康城市和健康村镇建设，形成健康社区、健康村镇、健康单位、健康学校、健康家庭等建设广泛开展的良好局面。"同年，中共中央、国务院印发《"健康中国 2030"规划纲要》，全国爱国卫生运动委员会（以下简称"全国爱卫会"）印发《关于开展健康城市健康村镇建设的指导意见》。2019 年，我国部署实施健康中国行动，发布《中华人民共和国基本医疗卫生与健康促进法》，健康城市已成为城市层面推动健康中国建设、落实健康中国行动的重要抓手和有效载体，健康城市建设进入快速发展时期。2021 年 3 月，《中华人民共和国国民经济和社会发展第十四个五年规划和二〇三五年远景目标纲要》提出全面推进健康中国建设。2022年4月,国务院办公厅印发《"十四五"国民健康规划》,要求总结推广健康城市试点的有效经验,打造一批健康城市样板,创造健康支持性环境。

我国的健康城市建设是政府主导的一项由全国爱卫会牵头负责、各地政府持续推进建设工作、城乡融合发展的全国性工作。2022年全国健康城市建设评价结果显示,经过20多年的努力,我国健康城市建设取得了长足进步和显著成效。一是城市健康治理水平不断提升,各地依托健康城市建设,树立"大卫生、大健康"理念,推动相关部门积极履行健康责任,从环境、社会、服务、文化等领域综合提升健康治理水平,推动健康中国目标任务落实落地;二是健康影响因素持续改善,各地以健康城市建设为抓手,不断改善各类健康影响因素,提升人群健康素养,全社会关注健康、参与健康的氛围逐步形成;三是人群健康水平显著改善,参评城市人均预期寿命中位数达到79岁,婴儿死亡率降低到2.24‰,5岁以下儿童死亡率降低到3.48‰,孕产妇死亡率降低到8.14/10万,显著优于中高收入国家水平,其中5岁以下儿童死亡率已低于高收入国家水平。

我国健康城市建设取得了丰富的经验,包括坚持党和政府领导,把人民群众健康放在经济社会发展全局中统筹考虑,坚持人民群众的主体地位,采取健康促进和预防为主的策略,推动将健康融入所有政策等。但健康城市建设也存在各地发展不均衡、重点不突出、建设能力不足、专业技术指导不到位等问题。

近年来,在全国爱国卫生运动委员会办公室(以下简称"全国爱卫办")的指导下,中国健康教育中心作为全国健康城市建设评价工作办公室,开展了一系列管理和研究工作,包括研究制定评价指标体系,定期组织健康城市评价,总结健康城市典型经验等。为推动各地科学规范开展健康城市建设,中国健康教育中心组织健康城市建设领域的管理者和专家学者,依据健康中国建设和健康城市建设相关政策要求,结合地方实践经验,编写形成《健康城市建设技术指南》,供各地在健康城市建设实践中参考使用。

　　本书包括健康城市建设组织管理、健康环境、健康社会、健康服务、健康文化、健康人群共六章,第一章重点介绍了健康城市建设的工作机制、规划计划、组织实施、评估总结等内容,第二章至第六章针对各个建设领域中的重点难点问题,结合评价指标及其提升策略和途径,帮助地方政府更好地整体推进健康城市建设,以应对和解决当地突出的健康问题,以健康城市为抓手落实健康中国建设目标。鉴于我国标准化工作进展较快,一些行业标准会不断地更新与完善,部分数据指标也可能随之产生新的变化,提醒各方在参考使用中关注并更新最新信息。

　　最后,衷心感谢全国爱卫办的指导,感谢参编专家和审稿专家的辛勤付出。由于时间仓促,编者水平有限,疏漏难免,敬请广大读者批评指正。

编写委员会
2023 年 12 月

# 目 录

# 第一章

# 健康城市建设组织管理

《全国爱卫会关于印发〈关于开展健康城市健康村镇建设的指导意见〉的通知》（全爱卫发〔2016〕5号）提出，健康城市建设旨在通过完善城市的规划、建设和管理，改进自然环境、社会环境和健康服务，全面普及健康生活方式，满足居民健康需求，实现城市建设与人的健康协调发展。该文件还提出健康城市建设的基本原则，包括坚持以人为本，健康优先；坚持政府主导，共建共享；坚持城乡统筹，典型示范；坚持问题导向，创新发展。

健康城市建设是推进健康中国建设的重要抓手，开展健康城市建设，需要树立"大卫生、大健康"理念，强调预防为主和健康促进，需要遵循"共建共享"的基本路径，坚持"政府主导、多部门协作、全社会参与"，统筹政府、社会、个人的力量，形成促进健康的合力，不断提升城市健康治理水平，通过改善各类健康影响因素，统筹应对各类健康挑战，进而维护和保障人民群众健康。

健康城市建设的组织管理工作主要包括建立机制、制定规划、组织实施、效果评价、总结推广等工作内容，其中组织实施部分常包括宣传动员、能力建设、监督考核等。结合各地反映的指导需求，本章重点介绍建立机制、制定规划、效果评价三个方面。

## 第一节　建　立　机　制

健康城市建设是一项系统工程，必须建立一套高效的、强有力的工作推进机制，全力抓好任务落实。健康城市建设的机制主要包括组织领导机制、部门协同机制、政策保障机制、公众参与机制、宣传动员机制等。

## 一、组织领导机制

健康城市建设必须在当地市委、市政府的统一领导下开展,需要建立相应的领导协调机制,可以依托健康中国建设、健康中国行动、爱国卫生运动等综合的领导协调机制,如无,可由卫生健康部门牵头,市委组织部、宣传部、市政府发展改革委、工信局、教育局、公安局、民政局、财政局、人力社保局、自然资源规划局、生态环境局、建设局、水利局、农业农村局、文化广电旅游局、卫生健康委、应急管理局、市场监管局、体育局、医保局等共同参与,可根据本市实际情况进行调整。领导协调机制的主要职责是:制定建设健康城市的总目标和长远规划,颁布重大政策,并对建设健康城市工作进行统一指挥与协调;完善健康城市工作体制机制,制定切实可行的实施方案、配套措施和支持性政策;建立各级各部门全面协作、全社会共同参与的工作机制,明确各部门职责和任务,健全信息沟通和会商机制,确保各项任务措施落实到位。牵头部门具体承担健康城市建设的日常工作,负责组织、协调各部门共同履行健康城市建设工作职责,承办健康城市建设的各项计划、决议、决定等事项的督办工作,督促各项工作落实,起草文件,印发简报,承办会议。定期召开联席会议,持续推进健康城市建设工作。

## 二、部门协同机制

将部门协作作为健康城市建设的长期工作机制,推动各部门各司其职,依法履职,协调配合,相互支持,形成合力,共同推进工作任务的完成。要建立部门间信息沟通机制,由牵头部门向各部门通报工作进展情况,各部门应及时沟通相关工作情况,实现信息互通互享;针对工作推进中出现的新情况、新问题,及时共同研究,达成共识,强力推进。要建立重大问题协商机制,在工作中遇到重大、疑难问题时,由牵头部门统筹,会同各责任部门进行及时沟通协商,研究解决措施,确保工作任务顺利推进,并及时总结经验。要建立监督检查机制,由牵头部门对涉及多部门的重大事项进行跟踪问效、督查督办，必要时予以问责，确保各项措施落实到位，确保协同联动机制高效运行。

## 三、政策保障机制

健康的影响因素极其广泛，政府及各个部门的政策会对人们的健康产生深刻的影响。健康城市建设必须坚持"将健康融入所有政策"的工作方针，明确政府及其所属部门的健康责任，通过积极制定有利于健康的公共政策，更加系统地应对和解决健康问题。

要发挥政府在健康城市建设中的主导作用，加强统筹，将健康城市建设纳入当地经济社会发展整体规划。要建立健康城市建设的财政保障机制，将健康城市建设工作纳入财政预算。各级爱国卫生运动委员会要充分发挥组织协调作用，建立健全政府主导、部门协作、社会参与的工作机制，确保各项任务措施落实到位。

各部门要结合本部门职责和在健康城市建设中的责任，分析相关健康问题及其影响因素，梳理现有资源状况，提出有针对性的策略和措施，并出台相关健康公共政策。针对当地突出的健康问题，要建立跨部门协作机制，出台相互衔接、有效配合的政策措施，开展跨部门行动。

各地要按照《中华人民共和国基本卫生与健康促进法》《"健康中国2030"规划纲要》等要求，尽快建立健全健康影响评估制度，系统评估各项经济社会发展规划和政策、重大工程项目对健康的影响，将健康融入各部门日常决策和管理中。2021年，全国爱国卫生运动委员会办公室（以下简称"全国爱卫办"）、健康中国行动推进办在浙江省和全国31个地市启动健康影响评估制度建设试点工作，鼓励非试点地区参照国家试点要求开展健康影响评估制度建设。各城市可参照《关于开展健康影响评价评估制度建设试点工作的通知》（全爱卫办函〔2021〕8号）、《健康影响评价实施操作手册（2021版）》等相关要求积极推进健康影响评估制度建设。

## 四、公众参与机制

健康城市建设必须坚持以人为本,要切实做到"动员群众、依靠群众、造福群众",需要建立健全公众参与机制。一是要强化公众的主人翁意识。要不断强化主人翁意识的教育,推进公众健康城市建设参与度的提高,不断提升群众健康素养,让公众有能力参与到健康城市建设活动中来。二是要建立规范的公众参与方式。要探索建立民意汇集工作机制,激发公众参与的积极性,确保公众参与规范有序。通过政府网站、政务新媒体,以及报刊、广播、电视等便于社会公众知晓的途径,公布健康城市建设相关材料,明确提出意见的方式和期限。公开征求意见的期限一般不少于 30 日;因情况紧急等原因需要缩短期限的,公开征求意见时应当予以说明。三是要完善公众参与渠道。积极探索公众参与新模式,积极利用政府门户网站、政务服务平台等互动功能,做好民意征集、网民留言办理等工作,接受公众建言献策和情况反映。切实发挥人大代表、政协委员、民主党派、人民团体、社会公众、新闻媒体的监督作用,积极运用第三方评估等方式,做好对政策措施执行情况的评估和监督工作。要积极利用新媒体搭建公众参与新平台,加强政府热线、广播电视问政、领导信箱等平台建设,提高政府对健康城市相关政策制定、管理、服务的响应速度,增进公众对健康城市建设的认同和支持。

## 五、宣传动员机制

加强健康城市理念宣传,加强舆论监督、科学引导和典型报道,增强社会对健康城市建设的普遍认知和行动支持,形成全社会关心支持健康城市建设的良好氛围。一是要加强宣传工作组织领导。牵头部门要制订健康城市宣传工作实施方案,统一负责健康城市宣传及业务培训等工作。各部门、各(区)街道应明确专人负责,统一传达宣传理念、宣传指令,确保宣传工作高效运转。二是要突出宣传阵地作用发挥。为营造宣传氛围,牵头部门要整合各类资源,在全市开展健康城市宣传。充分利用公众平台,在报纸设置"健康城市建设"等专栏,精心组织稿件进行宣传;整合小区宣传资源,组织在小区内张贴宣传海报,动员小区内、沿街商铺LED屏滚动播放宣传内容;组织社区工作者、网格员进家入户发放宣传单;组织在辖区沿街墙体和工地围挡上制作公益广告。三是要着力打造宣传工作亮点。在沿用传统宣传模式的同时,更加注重创新宣传工作的新方法、新思路、新举措,塑造一支优质宣传团队,创作一批接地气、喜闻乐见的宣传作品,发布健康城市建设应知应会等内容。四是加强督导,提高宣传新实效。宣传工作要坚持以人民为中心、以问题为导向,要让公众有感而不反感。要定期下沉到各街道、各社区进行督导,对宣传措施效果不明显、宣传形式不合理的方式方法,及时变更宣传策略。

（李岳峰　卢永）

# 第二节　制定规划

根据《"健康中国2030"规划纲要》和《全国爱卫会关于印发〈关于开展健康城市健康村镇建设的指导意见〉的通知》（全爱卫发〔2016〕5号）、《国务院关于实施健康中国行动的意见》（国发〔2019〕13号）以及当地主要卫生健康规划的精神,结合当地主要健康问题及其影响因素分布情况,制定适合本城市的健康城市发展规划。发展规划要分年度制订,可三年、可五年,以三年居多,同时纳入本市五年规划。

## 一、制定主体

本市健康城市发展规划必须由同级人民政府明确总体规划,详细规划由本市规划行政主管部门统一制定。

## 二、需求评估

### （一）需求评估的意义

需求评估是建立城市健康档案,发现城市健康问题,指导健康城市建设规划和确定健康优先干预项目的重要依据。通过需求评估对本地的主要健康问题、居民的健康需求，以及相关资源如政策、环境、服务等现状进行深入分析，明确健康城市建设的重点任务，确定有针对性的干预策略和阶段性目标，最大程度地利用现有组织和资源，使制定的健康城市建设规划符合各个城市的经济发展水平和地域、人文特点，并力求有所创新。

**（二）评估的内容和方法**

开展健康城市建设需求评估时，要制订评估方案，明确评估的目标、对象、内容、方法和任务分工等。卫生健康行政部门可委托相关专业机构、高校等开展健康城市建设需求评估，并为评估工作提供协调、指导和保障，确保评估工作的科学性和规范性。

健康城市建设需求评估的主要内容包括城市基本情况、人群健康及其影响因素的分布情况、卫生健康政策和服务现状、相关工作体系和专业体系建设和发展情况、卫生健康相关投入及设施设备配置情况、人群健康需求等。

需求评估包括定性和定量研究，常采用文献法、问卷调查法、小组访谈和个体访谈等方法，收集相关数据、资料和信息，最终做出综合分析。需要注意的是，健康城市建设的需求评估需要从健康城市建设的环境、社会、服务、文化等诸多方面收集相关数据资料，需要相关部门协助才能完成。一般来说，文献研究主要用于收集城市基本情况、人群健康及其影响因素的基础数据和现有政策、服务、队伍等方面的信息，问卷调查和访谈主要用于针对一些重点问题收集信息，了解相关部门及公众的需求和意见等，以便进行深入分析，提出有针对性的干预措施。

**（三）评估结果的应用**

有了包括城市概况、城市健康状况分析、居民关注健康问题、现有资源分析等完整的城市健康需求报告后，同级卫生健康部门或健康办、爱卫办应当根据报告清单，确定本地开展健康城市建设中健康促进优先问题及解决影响健康问题的预期目标和策略，如确定总目标、短期和长期目标，以及目标人群和领域，并找出影响关键因素和实现目标的策略、措施。最后制订区域健康城市建设中长期行动或发展规划,并组织实施。在具体实践中,要以解决居民关心的重点难点问题为切入点,深入分析问题产生的原因、问题的严重程度、与之对应措施的开展情况、存在的短板和发展的机遇等,有针对性地提出解决方案。

### 三、设定目标

1. 总目标和分目标　在设定总目标和分目标时,要遵循健康中国战略的指导思想,坚持"大卫生、大健康"理念,坚持共建共享,坚持预防为主和健康促进,要兼顾健康城市建设的各个发展领域。在发展规划目标的设定上,既要体现与国家规划纲要主要目标衔接,又要与当地的主要发展战略相衔接。如,××省提出到2030年城市可在率先完成国家"主要健康指标进入高收入国家行列"目标的基础上,实现"人群主要健康指标位居高收入国家先进行列,基本建成健康环境、健康人群、健康社会与健康发展和谐统一的健康促进型社会"。

分目标是总目标的进一步细化,一般是为了达成总目标,有哪些工作目标必须实现。通常情况下,围绕总目标可设置若干个分目标。

2. 发展指标　设置发展指标,就是选择若干重点指标,给出一定时期内期望达到的目标水平,从而能够量化总目标和分目标,同时也有助于考核评价规划的落实情况。在具体指标的设置上,可参照《"健康中国2030"规划纲要》和《健康中国行动(2019—2030年)》等国家规划的核心发展指标,同时根据本市工作实际,按照科学性、综合性、系统性,以及指标数据可获得、结果可衡量的要求,增加相应的个性化指标,指标目标值的设置要以当前发展现状为基础,同时具有一定的前瞻性,发挥指标的指挥棒作用。

### 四、建设任务

可围绕健康中国建设的主要领域,结合当地健康城市建设的总目标、分目标和主要发展指标,合理设置规划的建设任务。建设任务一般可包括普及健康文化、优化健康环境、培育健康人群、构建健康社会、提升健康服务、发展健康产业等方面，按照好操作、能落地、可衡量的要求逐一细化，如：普及健康文化可包含实施健康知识普及行动、实施合理膳食行动、实施全民健身行动、实施控烟限酒行动、实施心理健康促进行动等；优化健康环境可包含实施蓝天碧水净土清废行动、实施绿色环境打造行动、实施饮用水达标提质行动等；培育健康人群可包含实施妇幼健康促进行动、实施中小学健康促进行动、实施老年健康促进行动等；构建健康社会可包含实施食品安全放心行动、实施农产品绿色安全行动、实施药品质量安全行动、实施道路交通安全综合治理行动、实施职业健康保护行动、实施健康保障惠民行动等；提升健康服务可包含实施医疗卫生服务体系优化行动、实施中医药促进健康服务行动、实施智慧健康管理行动、实施心脑血管疾病防治行动、实施癌症防治行动、实施慢性呼吸系统疾病防治行动、实施糖尿病防治行动、实施传染病及地方病防控行动等；发展健康产业可包含实施健康产业发展行动等。需要注意的是，规划中要明确各行动的实施依据、重点举措、工作载体和行动目标等。城市层面设置行动时，除了落实国家规划中涉及的内容以外，常常需要设置本地特有的行动，体现对重点问题的考虑和突出地方创新。一些地方还专门设置健康细胞建设行动、健康影响评估制度建设行动等，提升政府和全社会参与健康城市建设的水平。

## 五、确定优先领域

2016年，第九届全球健康促进大会在我国上海召开，大会产出文件之一是《健康城市上海共识》。共识提出了健康城市的10项优先行动领域：①保障居民在教育、住房、就业、安全等方面的基本需求，建立更加公平更可持续的社会保障制度；②采取措施消除城市大气、水和土壤污染，应对环境变化，建设绿色城市和企业，保证清洁的能源和空气；③投资于我们的儿童，优先考虑儿童早期发展，并确保在健康、教育和社会服务方面的城市政策和项目覆盖每个孩子；④确保妇女和女童的环境安全，尤其是保护她们免受骚扰和性别暴力；⑤提高城市贫困人口、贫民窟及非正式住房居民、移民和难民的健康与生活质量,并确保他们获得负担得起的住房和医疗保健;⑥消除各种歧视,例如对残疾人、艾滋病感染者、老年人等的歧视;⑦消除城市中的传染性疾病,确保免疫接种、清洁水、卫生设施、废物管理和病媒控制等服务;⑧通过城市规划促进可持续的城市交通,建设适宜步行、运动的绿色社区,完善公共交通系统,实施道路安全法律,增加更多的体育、娱乐、休闲设施;⑨实施可持续和安全的食品政策,使更多人获得可负担得起的健康食品和安全饮用水,通过监管、定价、教育和税收等措施,减少糖和盐的摄入量,减少酒精的有害使用;⑩建立无烟环境,通过立法保证室内公共场所和公共交通工具无烟,并在城市中禁止各种形式的烟草广告、促销和赞助。

开展健康城市建设,一方面是要整体提升城市的健康治理水平,另一方面是要通过应对解决重点难点健康问题,切实提升居民获得感和幸福感。每个城市都有其特定的历史和社会发展背景,每个城市在健康城市建设的过程中,都有不同于其他城市的明显特点和个性化发展道路,特别是每个城市在健康城市建设方面都会存在自身的短板和薄弱环节,也常常存在一些老百姓特别关注的健康问题。因此,鼓励每个城市在完成健康城市建设规定动作的前提下,要针对重点难点问题,结合区域实际,设置一些自选动作,因地制宜,创新性开展一些群众认可的健康促进品牌工作,以满足人民群众多样化、多层次的健康需求,推动城市发展与人的健康协调一致。

(许锋华 王建勋 李岳峰 卢 永)

# 第三节 开展评价

评价工作是健康城市建设的重要环节,通过对健康城市建设的过程和效果进行系统的评估,可以全面了解健康城市建设的发展状况,考察建设的效果,发现典型经验和薄弱环节,为科学精准制定和调整健康城市建设政策提供决策依据。开展健康城市建设评价,通常先构建评价指标体系,确定评价方式方法,再收集相关数据和信息,实施评价,最后运用评价结果指导建设工作。

### 一、健康城市建设的评价主体

健康城市建设的评价主体通常有两类，一类是国家或省级的相关部门、科研院所、高校等组织开展的评价，可以是全国性的，也可以是分省的或区域性的，这类评价有助于了解一定范围内健康城市建设的整体情况，方便进行不同区域间和区域内健康城市发展程度的评价与比较；另一类是城市自身开展的评价，主要是了解各项建设任务的进展情况，发现薄弱环节，提出改进办法，这类评价通常比第一类评价更为深入，但只能了解城市自身情况，缺乏横向对比。

全国爱卫办委托第三方对全国健康城市建设进行评价。2015年，全国爱卫办在中国健康教育中心设立全国健康城市建设评价工作办公室（以下简称"全国健康办"），由中国健康教育中心牵头，定期开展全国健康城市建设评价工作。全国评价设立了统一的评价指标体系，定期收集各个城市的评价数据，运用指标分析和构建健康城市指数进行综合评价。全国爱卫办定期根据评价结果推出一批做得好的城市，发挥先进城市的示范引领作用。需要注意的是，国家级的评价指标体系是对所有城市的基本要求，旨在推动各地系统、规范地推动健康城市建设工作，但同时也要求各地结合自身实际，依托健康城市建设解决重点难点健康问题，有创新有特色地开展建设工作。近年来，许多省份也开展了本省范围的健康城市建设评价工作，结合各省实际推动健康城市工作发展。

此外，近年来国内一些高校和科研机构也在开展大范围的健康城市评价工作，通常都有各自的评价指标体系和方法，各类评价的结果不可能完全一样，但均有助于各个城市发现自己的短板弱项，有针对性地进行改进。

对于城市自身组织的评价，一般由健康城市建设日常管理机构来做，如健康办或爱卫办，也可以委托公共卫生机构、科研咨询机构或高等院校等第三方机构来做。由日常管理机构进行评价的优势是对本地健康城市建设总体情况熟悉，评价结论更注重务实有效，针对性强。第三方机构评价则需要花费一定的时间才能了解健康城市建设的全过程和本地的情况,但评价结论在可信度、理论性方面相对更好。最有效的方法是将两者结合使用,由日常管理机构牵头负责,邀请第三方机构参与,共同完成评价工作。

## 二、健康城市建设评价指标体系

设置评价指标体系,是国际国内健康城市评价的通行做法,指标体系为健康城市建设提供基本遵循和考核依据。近年来,全国爱卫办委托中国健康教育中心、复旦大学、中国社会科学院等机构,研究制订《全国健康城市评价指标体系(2018 版)》,紧扣我国健康城市建设的目标和任务,旨在引导各城市改进自然环境、社会环境和健康服务,全面普及健康生活方式,满足居民健康需求,实现城市建设与人的健康协调发展。指标体系共包括 5 个一级指标,20 个二级指标,42 个三级指标,能比较客观地反映各地健康城市建设工作的总体进展情况(表 1-1)。指标体系同时给出了每个指标的定义、计算方法、口径范围、来源部门等信息,确保健康城市评价的数据收集工作能够按照统一标准开展。

表 1-1 健康城市评价指标体系(2018 版)

| 一级指标 | 二级指标 | 三级指标 |
|---|---|---|
| 健康环境 | 1. 空气质量 | (1)环境空气质量优良天数占比 |
| | | (2)重度及以上污染天数 |
| | 2. 水质 | (3)生活饮用水水质达标率 |
| | | (4)集中式饮用水水源地安全保障达标率 |
| | 3. 垃圾废物处理 | (5)生活垃圾无害化处理率 |
| | 4. 其他相关环境 | (6)公共厕所设置密度 |
| | | (7)无害化卫生厕所普及率(农村) |
| | | (8)人均公园绿地面积 |
| | | (9)病媒生物密度控制水平 |
| | | (10)国家卫生县城(乡镇)占比 |

续表

| 一级指标 | 二级指标 | 三级指标 |
|---|---|---|
| 健康社会 | 5. 社会保障 | （11）基本医保住院费用实际报销比 |
| | 6. 健身活动 | （12）城市人均体育场地面积 |
| | | （13）每千人拥有社会体育指导员人数比例 |
| | 7. 职业安全 | （14）职业健康检查覆盖率 |
| | 8. 食品安全 | （15）食品抽样检验 3 批次 / 千人 |
| | 9. 文化教育 | （16）学生体质监测优良率 |
| | 10. 养老 | （17）每千名老年人口拥有养老床位数 |
| | 11. 健康细胞工程 | （18）健康社区覆盖率 |
| | | （19）健康学校覆盖率 |
| | | （20）健康企业覆盖率 |
| 健康服务 | 12. 精神卫生管理 | （21）严重精神障碍患者规范管理率 |
| | 13. 妇幼卫生服务 | （22）儿童健康管理率 |
| | | （23）孕产妇系统管理率 |
| | 14. 卫生资源 | （24）每万人口全科医生数 |
| | | （25）每万人口拥有公共卫生人员数 |
| | | （26）每千人口医疗卫生机构床位数 |
| | | （27）提供中医药服务的基层医疗卫生机构占比 |
| | | （28）卫生健康支出占财政支出的比重 |
| 健康人群 | 15. 健康水平 | （29）人均预期寿命 |
| | | （30）婴儿死亡率 |
| | | （31）5 岁以下儿童死亡率 |
| | | （32）孕产妇死亡率 |
| | | （33）城乡居民达到《国民体质测定标准》合格以上的人数比例 |
| | 16. 传染病 | （34）甲乙类传染病发病率 |
| | 17. 慢性病 | （35）重大慢性病过早死亡率 |
| | | （36）18~50 岁人群高血压患病率 |
| | | （37）肿瘤年龄标化发病率变化幅度 |

续表

| 一级指标 | 二级指标 | 三级指标 |
|---|---|---|
| 健康文化 | 18. 健康素养 | （38）居民健康素养水平 |
| | 19. 健康行为 | （39）15岁以上人群吸烟率 |
| | | （40）经常参加体育锻炼人口比例 |
| | 20. 健康氛围 | （41）媒体健康科普水平 |
| | | （42）注册志愿者比例 |

　　各个城市可以全国健康城市评价指标体系、健康中国建设和健康中国行动监测和考核指标等为基础，依据城市自身的基本条件和发展水平，针对城市存在的主要健康问题及其影响因素，结合自身期望达到的成效，制订出符合区域自身发展的具体指标体系，循序渐进地解决影响居民健康的各种问题。

　　指标制订中应遵循可获得、相关性、普遍认同、有效性和可靠性、敏感性、可重复性等原则。健康城市建设涉及面非常广，影响城市居民健康的因素也非常复杂，涉及部门众多，为了确保指标少而精且兼顾不同部门指标数量的均衡性，一套指标体系中，指标数量不宜太多。需要注意的是，在健康城市建设中不应"唯指标"，而是要依据指标评价反映的线索，深入分析问题并寻找解决办法。

### 三、健康城市建设评价方法

　　一般可依据既定的评价指标体系，采用综合评价法来开展健康城市建设评价。综合评价法包含指标分析和构建健康城市指数两部分内容。指标分析法就是逐一分析各个评价指标的情况，可将收集的指标数据与国际水平、同期全国水平、同期全省水平、近期目标值、上一年水平等进行比较，了解健康城市建设的工作进展、成效以及优势和短板。构建健康城市指数，一般是采用文献检索、专家咨询法、熵权法等方法确定每个指标的权重以及理论最优值和理论最差值，基于指标理论值进行数据去量纲标准化处理，将不同量纲的指数数值转换为0~1的无量纲数值，再结合指标权重，计算出每个城市的健康城市指数,实现城市间的横向比较和城市自身的纵向比较。针对每个城市,计算健康城市综合指数,反映其健康城市整体发展状况;同时可计算出健康环境、健康社会、健康服务、健康文化、健康人群等分指数,反映每个城市在健康城市各个建设领域的工作情况。一般来讲,对于城市自身组织的评价,构建健康城市指数不是必选项,因为通过指标分析,就可以了解健康城市建设的现状和发展情况,常常不需要转化为一个指数与其他城市比较。但从自身纵向对比来看,构建健康城市指数有助于更加直观地了解一个城市建设工作的整体进步情况。

健康城市建设评价的数据资料收集主要有两个途径,一是利用现有资料,二是进行专项调查。一般来讲首先在现有资料中寻找所需的信息数据,在充分利用现有资料的基础上,如果还不能完全得到评价所需的信息,那么就要进行专项调查。专项调查包括定性调查和定量调查。现有资料包括各类统计年鉴、统计公报、发展报告、监测报告和官方网站数据等。有条件的地区可以借助大数据、互联网等新一代信息技术,丰富数据来源,如多源社会大数据、穿戴式设备、体检结果、互联网搜索引擎、移动 APP 等数据源。不论以何种方式收集数据资料,都要注意数据资料的真实性和准确性。

## 四、评价结果应用

评价结果的应用是健康城市建设评价的重要环节。健康城市建设综合评价结果应当是同级党委、政府、相关行政部门完善健康城市建设发展规划、政策措施、指标体系、加强统筹管理的重要参考,可以提高政府管理水平,实现科学化、专业化管理。健康城市日常管理机构可依据综合评价结果,分析城市在健康环境、健康服务、健康社会、健康文化、健康人群以及健康产业等方面的优势特色和存在问题,明确健康促进的着力点,对薄弱领域和环节采取有针对性的改进措施。通过评价结果的纵向追踪,可以检验健康城市建设项目改进成效,进而调整健康促进策略和措施。开展持续、稳定的综合评价,可比较全市范围内各个地区、各领域在不同年度的进展与变化,分析其存在的问题与改进成效,以便对进步明显的地区或单位经验予以推广,并指导薄弱环节调整策略措施。

(王建勋　李金涛　卢　永)

## 【参考文献】

[1] 李忠阳,傅华.健康城市理论与实践[M].北京:人民卫生出版社,2007.

[2] 吕飞.健康城市建设策略与实践[M].北京:中国建筑工业出版社,2018.

[3] 马祖琦.健康城市与城市健康[M].南京:东南大学出版社,2015.

[4] 黄敬亨,刑育健,乔磊,等.健康城市运行机制的评估:SPIRIT框架[J].中国健康教育,2011,27(1):66-69.

[5] 潘家华,单菁菁.中国城市发展报告:NO.9[M].北京:社会科学文献出版社,2016.

[6] 蔡一华,杨磊.健康杭州发展报告(2018)[M].北京:社会科学文献出版社,2018.

[7] 卢永,钱玲.健康影响评价实施操作手册(2019版)[M].北京:人民卫生出版社,2020.

[8] 傅华,戴俊明,高俊岭,等.健康城市建设与展望[J].中国公共卫生,2019,35(10):1285-1288.

[9] 周国明,王仁元.健康城市建设与治理[M].杭州:浙江大学出版社,2019.

[10] 中国健康教育中心.中国健康城市建设优秀实践[M].北京:人民卫生出版社,2020.

[11] 王鸿春,盛继洪.健康城市蓝皮书 北京健康城市建设研究报告 2020[M].北京:社会科学文献出版社,2020.

[12] 王卫国,徐勇.现代健康城市科学管理探索与研究:张家港市建设实践[M].北京:光明日报出版社,2014.

# 第二章

# 健康环境

健康环境建设是健康城镇建设的重要内容之一,涉及与人类生存、活动有关的外环境,涉及面广泛,本章主要从空气质量、饮用水水质、水源地水质、生活垃圾处理、公共厕所、农村卫生厕所、公园绿地、病媒生物控制、国家卫生县(乡镇)占比9个重点方面进行阐述,内容包括基本情况、主要指标、实现路径和方法3个方面,突出主要指标的定义、计算方法、口径范围、数据来源部门,并推荐相应的实现路径和推进方法,供实践中参考。

## 第一节  空 气 质 量

### 一、基本情况

空气质量对我们的健康非常重要。人体从空气中吸入生命必需的氧气,以维持正常的生理活动,空气的正常化学组成是保证人体生理功能和健康的必要条件。自然状态的空气是无色、无嗅、无味的混合气体。如果有害物质逸散到空气中,当其达到一定浓度并持续一定时间时,而使空气质量发生变化,则对人体产生不利的影响。空气被污染以后,其质量下降,对人体健康可造成直接和间接危害。

直接危害是指引起急性中毒和造成慢性毒害。当大气污染物的浓度在短期内急剧增高,人吸入大量污染物后可造成急性中毒。如人吸入了煤烟型烟雾,可出现咳嗽、胸闷、呼吸困难,并伴有头痛、呕吐、发绀等症状,对老年人、婴幼儿及患有慢性呼吸道疾病和心血管疾病等人群,影响尤为严重。若人接触了光化学烟雾,可出现眼睛红肿、流泪、咽喉痛、喘息、咳嗽、呼吸困难、头痛、胸闷、皮肤潮红、心脏功能障碍、肺衰竭等症状,尤其是对患有心脏病和肺部疾病的人,影响较为严重。慢性危害主要表现为长期刺激作用下的炎症,如咽炎、喉炎、眼结膜炎、气管炎及呼吸道炎症的反复发作,最终形成慢性气管炎、支气管哮喘、肺气肿。此外还有心血管疾病、机体免疫功能下降、变态反应性疾病、慢性化学中毒以及致癌作用。

间接危害表现在:①影响小气候和太阳辐射,在污染严重的地区儿童佝偻病发病率较高,某些通过空气传播的疾病容易发生;②产生温室效应,使地表气温升高,引起多种传染病,直接影响着人体的健康;③破坏臭氧层,过多的紫外线可使人体患皮肤癌、白内障等疾病。

人类活动或自然过程使得某些物质进入大气,对环境空气造成污染,对人体健康产生危害。设立环境空气质量控制目标,以消除、防治大气污染,改善环境空气质量,保护居民健康为目的。

## 二、主要指标

### (一)环境空气质量优良天数占比(%)

1. 定义　全市全年空气质量指数(AQI 指数)≤100 的天数占全年天数百分比。AQI 即空气质量指数,是定量描述空气质量状况的无量纲指数。

2. 计算方法　全市全年空气质量指数(AQI 指数)≤100 的天数 / 全年天数 ×100%。

3. 口径范围　市域。

4. 数据来源部门　生态环境部门。

### (二)重度及以上污染天数(天)

1. 定义　全市全年空气质量指数(AQI 指数)>200 的天数。AQI 即空气质量指数,是定量描述空气质量状况的无量纲指数。

2. 计算方法　全市全年空气质量指数(AQI 指数)>200 的天数。

3. 口径范围　市域。

4. 数据来源部门　生态环境部门。

按照《环境空气质量指数（AQI）技术规定（试行）》（HJ 633—2012）执行。根据《环境空气质量指数（AQI）技术规定（试行）》（HJ 633—2012），将《空气质量标准》（GB 3095—2012）中规定的 6 项污染物（$SO_2$、$NO_2$、$PM_{2.5}$、$PM_{10}$、CO、$O_3$）的浓度依据适当的分级浓度限值计算得到的简单的无量纲指数，即 AQI 指数，可以直观、简明、定量地描述环境空气质量状况。

将空气质量指数按照 0~50、51~100、101~150、151~200、201~300、>300，划分为 6 个等级，分别用绿、黄、橙、红、紫、褐红色表示。AQI 的数值越大、级别越高，说明空气污染状况越严重，对人体的健康危害也就越大。空气质量指数大于 50 时，空气质量分指数最大的污染物为首要污染物。若空气质量分指数最大的污染物为两项或两项以上时，并列为首要污染物。

空气质量指数为 0~50，空气质量级别为一级，空气质量状况属于优。此时，空气质量令人满意，基本无空气污染，各类人群可正常活动。空气质量指数为 51~100，空气质量级别为二级，空气质量状况属于良。此时空气质量可接受，但某些污染物可能对极少数异常敏感人群健康有较弱影响，建议异常敏感人群应减少户外活动。空气质量指数划分及其影响，详见表 2-1。

表 2-1　空气质量指数划分及其影响

| 空气质量指数（AQI） | 空气质量指数级别 | 空气质量指数及表示颜色 | | 对健康的影响 | 建议采取的措施 |
|---|---|---|---|---|---|
| 0~50 | 一级 | 优 | 绿色 | 空气质量令人满意，基本无空气污染 | 各类人群可正常活动 |
| 51~100 | 二级 | 良 | 黄色 | 空气质量可接受，但某些污染物可能对极少数异常敏感人群健康有较弱影响 | 极少数异常敏感人群应减少户外活动 |

续表

| 空气质<br>量指数<br>（AQI） | 空气<br>质量<br>指数<br>级别 | 空气质量指数及<br>表示颜色 | | 对健康的影响 | 建议采取的措施 |
|---|---|---|---|---|---|
| 101~150 | 三级 | 轻度污染 | 橙色 | 易感人群症状有轻度加剧，健康人群出现刺激症状 | 儿童、老年人及心脏病、呼吸系统疾病患者应减少长时间、高强度的户外锻炼 |
| 151~200 | 四级 | 中度污染 | 红色 | 进一步加剧易感人群症状，可能对健康人群心脏、呼吸系统有影响 | 儿童、老年人及心脏病、呼吸系统疾病患者避免长时间、高强度的户外锻炼，一般人群适量减少户外运动 |
| 201~300 | 五级 | 重度污染 | 紫色 | 心脏病和肺病患者症状加剧，运动耐受力降低，健康人群普遍出现症状 | 儿童、老年人和心脏病、肺病患者应停留在室内，停止户外运动，一般人群减少户外运动 |
| >300 | 六级 | 严重污染 | 褐红色 | 健康人群运动耐受力降低，有明显强烈症状，提前出现某些疾病 | 儿童、老年人和病人应当留在室内，避免体力消耗，一般人群应避免户外活动 |

## 三、实现路径和方法

### （一）坚持党委领导、政府主导

党委、政府应严格执行《中华人民共和国大气污染防治法》要求，县级以上人民政府应当将大气污染防治工作纳入国民经济和社会发展规划，加大对大气污染防治的财政投入。地方各级人民政府应当对本行政区域的大气环境质量负责,制定规划,采取措施,控制或者逐步削减大气污染物的排放量,使大气环境质量达到规定标准并逐步改善。应制订《年度大气污染防治实施方案》,相关部门应落实主体责任,保护和改善环境,防治大气污染,保障公众健康,推进生态文明建设。

**（二）明确相关部门职责**

1. 发展改革部门相关职能　严格环境准入,从严控制高耗能高污染项目建设;实施煤炭减量替代;提升铁路货运比例;持续推进清洁取暖,制订"双替代"巩固提升行动方案;统筹有序做好"碳达峰、碳中和"工作;发展风电、光伏、地热、生物质热电联产等可再生能源,从源头减少污染对大气环境的影响。

2. 生态环境部门相关职能　持续推进传统产业升级改造和工业企业深度治理,加强燃煤设施拆改,突出抓好挥发性有机物（VOCs）污染治理,着力控制臭氧污染。强化网格化管理,确保"散乱污"企业动态清零。强化柴油货车污染治理,完善"天地车人"一体化管控体系,推进重型柴油车远程在线监控系统建设及联网。全面推进非道路移动机械执法监管,完善非道路移动机械信息采集及联网。抓好重污染应急管控,提升预警应对能力。抓住重点行业重点企业,深化"一厂一策"污染治理。

3. 住建部门相关职能　负责房建、市政、拆迁、轨道交通类项目建筑工地扬尘治理,监管建筑工地落实扬尘治理"七个百分之百"（施工工地100%围挡、物料堆放100%覆盖、出入车辆100%冲洗、施工现场地面100%硬化、征迁工地100%湿法作业、渣土车辆100%密闭运输、5 000平方米以上房建和长度200米以上市政工地100%安装监控设备）、两个严禁（施工现场禁止搅拌混凝土、禁止搅拌砂浆）情况。

4. 交通运输部门相关职能　牵头组织交通运输结构调整工作,大力推进绿色运输发展,加快淘汰老旧车辆;交通运输系统扬尘污染防治、汽车维修VOCs污染治理工作;新能源汽车推广及充电桩建设工作。

5. 公安部门相关职能　支持配合生态环境部门开展行政执法活动,依法打击环境污染违法行为;会同交通运输部门开展老旧车淘汰工作;实施机动车尾号限行和国Ⅲ标准(国家第三阶段的排放标准)及以下高排放车辆禁行、过境货车绕行举措;严格执行烟花爆竹禁放限放;打击治理"黑加油站"(无证无照及证照不全违法加油站点)。

6. 城市管理部门相关职能 城市道路扬尘污染治理与管控,城市道路洒水保洁;餐饮油烟污染治理,城市建成区餐饮企业安装油烟净化设施;城市绿化建设。

7. 工业和信息化部门相关职能 城市建成区内重污染工业企业搬迁改造。通过搬迁改造实现企业转型升级和节能减排,淘汰落后产能。减少城市建成区内工业企业污染对大气环境的影响,同时要严格规范新能源汽车动力蓄电池回收利用管理。

8. 林业部门相关职能 推进国土绿化,坚持"规划见绿、见缝插绿、提质优绿、协力植绿",努力实现国土绿化"扩量、提质、增效"。通过植树造林来净化空气。

9. 农业农村部门相关职能 对秸秆、落叶进行综合利用,禁止秸秆、落叶焚烧。在麦收期间,通过拉横幅、广播电视宣传、设立村禁烧检查点等方式把禁烧政策落实到位。深入推进村庄清洁和绿化行动,提升健康人居环境。

10. 市场监督管理部门相关职能 推进散煤清零和禁煤区燃煤清零;加大洁净型煤质量监管力度。

11. 商务部门相关职能 检查油库、加油站的油气回收装置;推广使用国Ⅵ标准(国家第六阶段机动车污染物排放标准)车用乙醇汽油、车用柴油;倡导夏季夜间加油,有序开展夜间加油促销活动,以减少高温天气臭氧污染。加大再生资源回收站的监管力度,避免产生扬尘污染。

(白 纯)

## 第二节 饮用水水质

### 一、基本情况

水是生命之源,人体的一切生理和生化活动如体温调节,营养物质输送、代谢产物排泄等都需在水的参与下完成。成人每日的生理需水量约为2.5~3L,通过饮水摄入的水量约占1/2。生活饮用水水质,直接影响着居民的身体健康。世界卫生组织在《饮用水中的营养素》一书中表明,人类80%的疾病、1/3的死亡和80%的癌症与水有关。饮用水中的重金属能引起人的头痛、头晕、失眠、关节疼痛、结石等,对消化系统、泌尿系统的细胞、脏器、皮肤、骨骼、神经破坏极为严重。饮用水微生物超标易引发细菌感染、寄生虫病,使人出现腹痛、腹泻等消化道症状。有机物污染和重金属污染,已取代微生物污染,成为我国饮用水安全的最大危害。

### 二、主要指标

**生活饮用水水质达标率(%)**

1. 定义 居民饮用水末梢水监测水质达到《生活饮用水卫生标准》(GB 5749—2022)常规指标要求的水样合格比例。

2. 计算方法 检测饮用水末梢水常规指标达标的水样数/检测总水样数×100%。

3. 口径范围 市域。

4. 数据来源部门 卫生健康部门。

生活饮用水水质达标率能较为明显地反映出该市居民的生活用水水质。集中式供水水质监测主要针对水源水、出厂水、管网水和管网末梢水。生活饮用水水质参考指标及限值见《生活饮用水卫生标准》(GB 5749—2022)。

生活饮用水水质卫生要求:生活饮用水中不得含有病原微生物;生

活饮用水中化学物质不得危害人体健康;生活饮用水中放射性物质不得危害人体健康;生活饮用水的感官性状良好;生活饮用水应经消毒处理。

## 三、实现路径和方法

提升饮用水水质是一项系统工程,涉及水源、净水、供水等各个环节。县级以上人民政府城乡建设部门和水利部门负责城乡生活饮用水管理工作;卫生健康部门负责生活饮用水卫生监督工作。

### (一)加强水污染防治

县级以上地方人民政府应当根据依法批准的江河、湖泊的流域水污染防治规划,组织制定本行政区域的水污染防治规划,要建立"河长制",分级分段组织领导本行政区域内江河、湖泊的水资源保护、水域岸线管理、水污染防治、水环境治理等工作。推进饮用水水源地安全达标建设,强化地下水管理和保护,推进地下水超采区治理与污染综合防治。根据流域生态环境功能需要,组织开展江河、湖泊、湿地保护与修复,因地制宜建设人工湿地、水源涵养林、沿河沿湖植被缓冲带和隔离带等生态环境治理与保护工程,整治黑臭水体,提高流域环境资源承载能力。

直接或者间接向水体排放工业废水和医疗污水,以及其他按照规定应当取得排污许可证方可排放的废水、污水的企业事业单位和其他生产经营者,应当取得排污许可证;城镇污水集中处理设施的运营单位,也应当取得排污许可证。排污许可证应当明确排放水污染物的种类、浓度、总量和排放去向等要求。国家禁止新建不符合国家产业政策的小型造纸、制革、印染、染料、炼焦、炼硫、炼砷、炼汞、炼油、电镀、农药、石棉、水泥、玻璃、钢铁、火电以及其他严重污染水环境的生产项目。

### (二)加强水厂建设

县级以上地方人民政府应当组织城市供水企业对照《生活饮用水卫生标准》(GB 5749—2022)要求,开展水厂净水工艺和出水水质达标能力复核。需要改造的,要按照国家和行业工程建设标准、卫生规范要求有序实施升级改造。要重点关注感官指标、消毒副产物指标、新增指标、限值加严指标以及水源水质潜在风险指标,当水源水质不能稳定达标或存在臭和味等不在水源水质标准内但会影响供水达标的物质时,应协调相关部门调整水源或根据需要增加预处理或深度处理工艺。

### (三)加强供水单位管理

集中式供水单位取得市场监管部门颁发的营业执照后,还应当取得县级以上地方人民政府卫生健康部门颁发的卫生许可证,方可供水。供水单位应建立饮用水卫生管理规章制度,配备专职或兼职人员,负责饮用水卫生管理工作。供水单位新建、改建、扩建的饮用水供水工程项目,应当符合卫生要求,选址和设计审查、竣工验收必须有建设、卫生健康部门参加。新建、改建、扩建的城市公共饮用水供水工程项目由建设行政主管部门负责组织、选址、设计、审计和竣工验收,卫生健康部门参加。新建、改建、扩建直接或者间接向水体排放污染物的建设项目和其他水上设施,应当依法进行环境影响评价。

新建供水管网要严格按照有关标准和规范规划建设,采用先进适用、质量可靠、符合卫生规范的供水管材和施工工艺,严禁使用国家已明令禁止使用的水泥管道、石棉管道、无防腐内衬的灰口铸铁管道等,确保建设质量。编制本地区供水管道老化更新改造方案,对影响供水水质、妨害供水安全、漏损严重的劣质管材管道,运行年限满 30 年、存在安全隐患的其他管道,应结合燃气等老旧地下管线改造、城市更新、老旧小区改造、二次供水设施改造和"一户一表"改造等,加快更新改造。

集中式供水单位必须建立水质检验室,配备与供水规模和水质检验要求相适应的检验人员和仪器设备。负责检验水源水、出厂水和管网末梢水的水质。城市集中式供水单位水质检测的采样点选择、检验项目和频率、合格率计算按照《城市供水水质标准》(CJ/T 206—2005)执行。水质检验记录应当完整清晰,档案资料保存完好。集中式供水单位应建立水质检测资料的月报、年报、污染应急报告制度,水质检测资料应按有关规定报送当地卫生行政部门和建设行政部门。

二次供水设施选址、设计、施工及所用材料,应保证不使饮用水水质受到污染,并有利于清洗和消毒。各类蓄水设施要加强卫生防护,定期清洗和消毒。

企业、事业单位发生事故或者其他突发性事件,造成或者可能造成水污染事故的,应当立即启动本单位的应急方案,采取隔离等应急措施,防止水污染物进入水体,并向事故发生地的县级以上地方人民政府或者生态环境主管部门报告。生态环境主管部门接到报告后,应当及时向本级人民政府报告,并抄送有关部门。

### （四）提高信息化管理水平

县级以上人民政府要持续提高供水监管信息化水平,及时、准确掌握城市水源、供水设施、供水水质等关键信息,并为城市供水监管提供业务支撑。推进供水管道等设施普查,完善信息动态更新机制,实时更新供水设施信息底图。鼓励供水企业研发使用更加健康、环保的新工艺、新技术,指导供水企业加强供水设施的智能化改造,实现设施底数动态更新、运行状态实时监测、风险情景模拟预测、优化调度辅助支持等功能,不断提高供水设施运营的精细化水平。

（武文　白纯）

# 第三节　水源地水质

## 一、基本情况

水源地水质是否达标,既涉及人民群众的生命健康,又涉及社会经济的可持续发展。饮用水安全是国家发展程度和城市居民生活质量的一个重要标志。

集中式饮用水水源地达到供水安全要求的水源地占比,能较为明显地反映出集中式饮用水供水安全情况。改善饮用水水源地周边环境,合理保护水源地,可提高居民饮用水安全性。

## 二、主要指标

**集中式饮用水水源地安全保障达标率(%)**

1. 定义　区域内集中式饮用水水源地安全保障达标个数占总个数比例。

2. 计算方法　区域内达标饮用水水源地个数 / 区域内集中式饮用水水源地总数 ×100%。

3. 口径范围　市域。

4. 数据来源部门　水利(水务)部门。

饮用水水源指提供生活及公共服务用水的水体,包括河流、湖泊、水库和地下水等;集中式饮用水水源指通过输水管网送到用户的和具有一定供水规模(供水人口一般大于 1 000 人)的饮用水水源。

饮用水水源地安全保障指为使水源地能持续满足一定供水保障率的水量和满足一定水质要求而采取的工程建设、环境保护、水量水质监控及相关管理的保障措施的统称。

饮用水水源地安全保障达标标准指全国重要饮用水水源地依据《全国重要饮用水水源地安全保障评估指南(试行)》(办资源函〔2015〕631 号)开展安全保障达标评估工作,从水量保证、水质合格、监控完备、制度健全4 个方面进行评分,总得分 80 分以上的重要饮用水水源地为达标。其他集中式饮用水水源地达标参照执行。

## 三、实现路径和方法

依据取水区域不同,集中式饮用水水源地可分为地表水饮用水水源地和地下水饮用水水源地;依据取水口所在水体类型不同,地表水饮用水水源地可分为河流型饮用水水源地和湖泊、水库型饮用水水源地。《集中式饮用水水源地规范化建设环境保护技术要求》（HJ 773—2015）规定了饮用水水源水量与水质、饮用水水源保护区建设与整治、监控能力、风险防控与应急能力、管理措施等环境保护技术要求。

**（一）落实水源的水量和水质要求**

地下水饮用水水源年实际取水量不大于年设计取水量；地表水饮用水水源取水量不造成生态环境破坏。地表水饮用水水源水质满足《地表水环境质量标准》（GB 3838—2002）要求；湖泊、水库型水源综合营养状态指数（TLI）不大于60；地下水饮用水水源水质满足《地下水质量标准》（GB/T 14848—2017）要求。

**（二）落实水源地保护区划分和隔离防护**

依据《饮用水水源保护区划分技术规范》（HJ 338—2018），结合饮用水水源地实际情况划定饮用水水源保护区。依据《饮用水水源保护区标志技术要求》（HJ/T 433—2008），设置界碑、交通警示牌和宣传牌等标识，且状态完好；保护区内道路、航道警示标志的设置，分别符合《道路交通标志和标线 第2部分：道路交通标志》（GB 5768.2—2022）和《内河助航标志》（GB 5863—2022）要求。

在一级保护区周边人类活动频繁的区域设置隔离防护设施；保护区内有道路交通穿越的地表水饮用水水源地和潜水型地下水饮用水水源地，建设防撞护栏、事故导流槽和应急池等设施；穿越保护区的输油、输气管道采取防泄漏措施，必要时设置事故导流槽。

**（三）落实一级保护区整治要求**

保护区内不存在与供水设施和保护水源无关的建设项目，保护区划定前已有的建设项目拆除或关闭，并视情进行生态修复；保护区内无工业、生活排污口。保护区划定前已有的工业排污口拆除或关闭，生活排污口关闭或迁出；保护区内无畜禽养殖、网箱养殖、旅游、游泳、垂钓或者其他可能污染水源的活动。保护区划定前已有的畜禽养殖、网箱养殖和旅游设施拆除或关闭;保护区内无新增农业种植和经济林。保护区划定前已有的农业种植和经济林,严格控制化肥、农药等非点源污染,并逐步退出。

### (四)落实二级保护区整治要求

1. 点源整治　保护区内无新建、改建、扩建排放污染物的建设项目。保护区划定前已建成排放污染物的建设项目拆除或关闭,并视情进行生态修复;保护区内无工业和生活排污口。保护区内城镇生活污水经收集后引到保护区外处理排放,或全部收集到污水处理厂(设施),处理后引到保护区下游排放;保护区内城镇生活垃圾全部集中收集并在保护区外进行无害化处置;保护区内无易溶性、有毒有害废弃物暂存或转运站;无化工原料、危险化学品、矿物油类及有毒有害矿产品的堆放场所;生活垃圾转运站采取防渗漏措施;保护区内无规模化畜禽养殖场(小区),保护区划定前已有的规模化畜禽养殖场(小区)全部关闭。

2. 非点源控制　保护区内实行科学种植和非点源污染防治;保护区内分散式畜禽养殖废物全部资源化利用;保护区水域实施生态养殖,逐步减少网箱养殖总量;农村生活垃圾全部集中收集并进行无害化处置;居住人口大于或等于1 000人的区域,农村生活污水实行管网统一收集、集中处理;不足1 000人的,采用因地制宜的技术和工艺处理处置。

3. 流动源管理　保护区内无从事危险化学品或煤炭、矿砂、水泥等装卸作业的货运码头。无水上加油站;保护区内危险化学品运输管理制度健全;保护区内有道路、桥梁穿越的,危险化学品运输采取限制运载重量和物资种类、限定行驶线路等管理措施,并完善应急处置设施;保护区内运输危险化学品车辆及其他穿越保护区的流动源,利用全球定位系统等设备实时监控。

### (五)实施水质监测和预警监控

监测断面设置:水质监测断面参考《地表水和污水监测技术规范》(HJ/T 91—2002)设置;河流型饮用水水源:在取水口上游一级保护区、二级保护区水域边界至少各设置 1 个监测断面；湖泊、水库型饮用水水源：在取水口周边一级保护区、二级保护区水域边界至少各设置 1 个监测点位；地下水型饮用水水源：可在抽水井设置监测点；不具备条件的，可在水厂汇水池（加氯前）设置监测点。

日供水规模超过 100 000m³（含）的河流型水源地，预警监控断面设置在取水口上游如下位置：两个小时及以上流程水域；两个小时流程水域内的风险源汇入口；跨省级及地市级行政区边界，并依据上游风险源的排放特征，优化监控指标和频次。潮汐河流，可依据取水口下游污染源分布及潮汐特征在取水口下游增加预警监控断面；日供水规模超过 200 000m³（含）的湖泊、水库型水源地，预警监控断面设置在主要支流入湖泊、水库口的上游，设置要求同上。并依据上游风险源的排放特征，优化监控指标和频次。综合营养状态指数（TLI）大于 60 的湖泊、水库型水源开展"水华"预警监控。

日供水规模超过 100 000m³（含）的地表水饮用水水源地，在取水口、一级保护区及交通穿越的区域安装视频监控；日供水规模超过 50 000m³（含）的地下水饮用水水源地，在取水口和一级保护区安装视频监控。饮用水水源地视频监控系统与水厂和环保部门的监控系统平台实现数据共享。

### （六）提升水源地应急能力

饮用水水源地有专项应急预案，做到"一源一案"，按照环境保护主管部门要求备案并定期演练和修订预案；饮用水水源地周边高风险区域设有应急物资（装备）储备库及事故应急池等应急防护工程，上游连接水体设有节制闸、拦污坝、导流渠、调水沟渠等防护工程设施；具备饮用水水源地突发环境事件应急处置技术方案及应急专家库；具备应急监测能力。

（白 纯）

# 第四节    生活垃圾处理

## 一、基本情况

生活垃圾处理是我国生态文明建设工作的重要内容之一,是当前世界各国普遍面临的问题。目前,我国生活垃圾处理主要遵循减量化、资源化、无害化原则,其中无害化处理是生活垃圾处理的基本要求。对于普通市民,未进行无害化处理的生活垃圾具有臭气、病菌等健康威胁;对于生态环境,未进行无害化处理的生活垃圾存在污染土壤、水体、大气的环境安全风险;对于城市,未进行无害化处理的生活垃圾影响城市的有序健康发展。因此,生活垃圾无害化处理对于保障身体健康、保护生态环境、确保城市可持续发展具有非常重要的作用。

《城镇生活垃圾分类和处理设施补短板强弱项实施方案》及《"十四五"城镇生活垃圾分类和处理设施发展规划》要求,全面推进焚烧处理能力建设,生活垃圾日清运量超过300吨的地区,要加快发展以焚烧为主的垃圾处理方式,到2023年基本实现原生生活垃圾"零填埋"。原则上地级及以上城市和具备焚烧处理能力或建设条件的县城,不再规划和新建原生垃圾填埋设施,西藏、青海、新疆、甘肃、内蒙古等省(自治区)的人口稀疏地区,受运输距离、垃圾产生规模等因素影响,经评估暂不具备建设焚烧设施条件的,可适度规划建设符合标准的兜底保障填埋设施。同时,结合生活垃圾分类工作的推进,要求各地以集中处理为主、分散处理为辅,稳妥有序推进厨余垃圾处理设施建设。

## 二、主要指标

### 生活垃圾无害化处理率(%)

1. 定义    报告期内生活垃圾无害化处理量与生活垃圾产生量的比率。生活垃圾,指在日常生活中或者为日常生活提供服务的活动中产生的固体废物,以及法律、行政法规规定视为生活垃圾的固体废物。

无害化,是指采用适当措施使废物中的有害物质达到国家(行业)现行污染物排放标准的过程。

无害化处理量,通常统计口径为城市达到无害化处理要求的处理设施,其处理生活垃圾的数量,一般以万吨/年或吨/日表示。

生活垃圾产生量,通常统计口径为生活垃圾清运量。

2. 计算方法　报告期内生活垃圾无害化处理量/报告期内生活垃圾产生量×100%。

3. 口径范围　城区。

4. 数据来源部门　住房城乡建设部门。

## 三、实现路径和方法

### (一)生活垃圾分类处理规划

根据生活垃圾的产生量和性质,充分掌握城市生活垃圾处理现状和发展目标,在此基础上进行相应规划,是确保城市生活垃圾无害化处理能力可持续发展的前提。规划开展过程中,应进行生活垃圾性质调查,对城市生活垃圾产生量和成分等重要因素进行分析,根据城市发展和用地实际规划生活垃圾收运系统,布局生活垃圾分类处理设施。应编制生活垃圾分类处理专项规划或在环境卫生专项规划中规划相关内容。

### (二)分类处理体系建设

1. 分类投放　生活垃圾分类投放环节,重点设施为生活垃圾分类投放点,设置时应遵循简便易行、合理布局的原则,根据小区楼座设置、公共空间和现有垃圾投放点实际情况,进行合理优化布局。新建小区宜同步配置厢房、亭体等生活垃圾分类投放点,避免建成后改建或插建困难。已建小区应在与居民充分沟通协商的基础上,对现有生活垃圾分类投放点调整位置、升级改造。

由于别墅区、多层建设、高层建筑的容积率和步行距离不同,投放点的设置应充分考虑服务户数（一般为 300~500 户）及服务半径（一般在 120 米以内）两个重要因素，并考虑对周边居民造成的影响，如距离居民楼较近则尽量采用密闭形式。其中，每个小区至少应有一个投放点具备可回收物和有害垃圾的投放功能，其余投放点根据实际情况设置两种以上垃圾分类投放容器，确保小区具备可回收物、有害垃圾、厨余垃圾、其他垃圾四类垃圾投放条件，并设置装修垃圾和大件垃圾暂存点。

为便于集中有效管理，目前我国正在开展生活垃圾分类的城市多数采取 "撤桶并点 + 定时定点投放 + 指导员指导" 的形式，对小区的生活垃圾分类投放管理进行优化，其中投放点定时开启和关闭（可为错过投放时间的居民设置一定数量误时投放点），并在初期安排生活垃圾分类指导员在投放点现场对居民进行指导，是快速促进市民养成分类投放良好习惯的有效手段。

2. 分类收集　分类收集环节，设置好生活垃圾收集站（点）是关键的基础工作。生活垃圾收集站一般为小区内的固定建筑，由专业垃圾收集人员利用小型人力车或机动（电动）车辆将居住区各投放点设置的垃圾容器集中到该站，再使用较大垃圾运输车辆将垃圾集中运输。生活垃圾收集点一般根据小区的道路条件、垃圾运输车辆的路线规划等进行设置，通常由垃圾运输车直接到收集点运输垃圾。此外，还有垃圾运输车辆沿各投放点收集垃圾的情况，此时生活垃圾投放点兼具收集点功能。

无论是生活垃圾收集站还是生活垃圾收集点，根据生活垃圾分类工作的需要，都应具备分类收集功能。近年来，部分城市采取 "车载桶装、换桶直运" 等密闭、高效的厨余垃圾运输系统，有效减少了运输过程中的洒漏污染，部分城市采取上门收集或公交式收集模式，提升了生活垃圾分类收集的精细化管理水平。

在分类收集过程中，应杜绝将不同类别垃圾容器中的垃圾混合在一起，造成 "前分后混" 情况，此类问题多发生在小区内部保洁人员作业过程中，因此应加强对物业服务企业的管理以及对作业人员的培训。

3. 分类运输　生活垃圾运输过程,通常通过生活垃圾运输车直运或通过生活垃圾转运站转运方式完成,城市应建立健全与生活垃圾分类收集相衔接的运输网络,合理确定分类运输站点、频次、时间和线路,配足、配齐分类运输车辆(船舶)。

采用直运方式的,应根据生活垃圾种类和运输需求的不同,配置不同类别的车辆;采用转运站转运的,转运站应配置不同类别的生活垃圾运输泊位,一般为厨余垃圾和其他垃圾两类运输泊位,具备条件的可设置可回收物和有害垃圾暂存及分拣场地。

运输过程中,运输车辆应清晰标示承运生活垃圾的种类,实行密闭运输,并按照市、区(市)主管部门指定的时间、路线和要求运输。其中,有害垃圾应由具有危险废物运输资质的企业和车辆进行运输,最终进入有资质的处理企业进行无害化处理。

4. 分类处理　不同类别的生活垃圾,其处理设施要求各不相同。其中,可回收物通常纳入城市再生资源回收体系进行回收利用,有害垃圾依托城市危险废物处理设施或有害垃圾专用处理设施进行无害化处理。厨余垃圾通过餐厨垃圾处理厂(一般为单位或餐饮饭店产生)、堆肥厂或厌氧消化厂(一般为家庭产生)进行处理,尚未出台垃圾分类法规的地区,以及厨余垃圾资源化产品缺乏消纳途径的地区,厨余垃圾可纳入现有焚烧设施统筹处理。其他垃圾通过生活垃圾焚烧厂进行处理,同时生活垃圾焚烧厂具有较强的"容错性",可以接收混合垃圾及分类质量不高的生活垃圾进行处理。

### (三)生活垃圾源头减量

从产品设计、材料使用、包装等方面均可以采取措施,降低产品全生命周期的垃圾量。生产企业可从设计阶段就考虑产品所包含各类材料的回收利用,并通过延长产品使用寿命、使用环境友好的材料、采用"绿色包装"等方式实现减量。消费者可通过减少使用一次性用品、避免使用品质低或使用寿命短的产品来实现源头减量,也可通过旧物捐赠或交换等形式实现旧物再利用。

（宋霁）

# 第五节　公共厕所

## 一、基本情况

公共厕所是城市公共空间的组成部分,是城市必不可少的公共设施之一。公共厕所主要的作用是供公众进行大小便,解决公众最基本的生理需求,同时也通过公共厕所贮存、输送和转移大小便,控制病原菌造成的疾病扩散,因此公共厕所对于保障城市的健康具有非常重要的作用。

为确保公众在一定的步行时间内能够使用公共厕所,需要在城市内按照一定的标准设置公共厕所,公共厕所设置密度能够体现公共厕所设置数量和布局是否合理。

## 二、主要指标

**公共厕所设置密度（座 / 平方公里）**

1. 定义　城区单位面积内公共厕所数量。

公共厕所,指在道路两旁或公共场所等处设置的供公众使用的厕所。

独立式公共厕所,指不依附于其他建筑物的固定式公共厕所。

附属式公共厕所,指依附于其他建筑物的固定式公共厕所,一般是建筑物的一部分,可以在建筑物的内部,也可以在建筑物的邻街一边。

活动式公共厕所,指能移动使用的公共厕所。

第三卫生间,指用于协助老、幼及行动不便者使用的厕所间。

2. 计算方法　城市城区内独立式、活动式和附属式公共厕所总数 / 城市城区面积。

3. 口径范围　城区。

4. 数据来源部门　住房城乡建设部门、统计部门。

## 三、实现路径和方法

### （一）开展公共厕所规划

公共厕所设置密度主要依据《城市环境卫生设施规划标准》（GB/T 50337—2018）和《环境卫生设施设置标准》（CJJ 27—2012）确定。根据城市性质和人口密度，公共厕所平均设置密度应按每平方公里（指规划建设用地）3~5座选取，人均规划建设用地指标偏低、居住用地及公共设施用地指标偏高的城市、山地城市、旅游城市可适当提高。

在编制城市环境卫生专项规划中，应考虑公共厕所的规划。根据城市总体规划确定的建成区面积，按照公共厕所设置密度要求规划公厕数量、布局等，并在编制详细规划时，将公共厕所数量、具体位置等有关内容同时列入规划。

具体编制时，应在确保公共厕所设置密度达到3座/平方公里的同时，根据地块的不同性质来相应调整公共厕所设置密度，其中沿道路设置的还应符合间距要求，具体见表2-2、表2-3。

表2-2　公共厕所设置标准表

| 城市用地类型 | 设施密度 / （座 /km²） | 建筑面积 / （m²/ 座） | 独立式公共厕所用地面积 /（m²/ 座） |
|---|---|---|---|
| 居住用地（R） | 3~5 | 30~80 | 60~120 |
| 公共管理与公共服务设施用地（A）、商业服务业设施用地（B）、道路与交通设施用地（S） | 4~11 | 50~120 | 80~170 |
| 绿地与广场用地（G） | 5~6 | 50~120 | 80~170 |
| 工业用地（M）、物流仓储用地（W）、共用设施用地（U） | 1~2 | 30~60 | 60~100 |

注：城市用地类型参照现行国家标准《城市用地分类与规划建设用地标准》GB 50137—2011 的规定。

表 2-3　公共厕所设施间距指标

| 设置位置 | 设置间距 /m |
| --- | --- |
| 商业区周边道路 | <400 |
| 生活区周边道路 | ≥400 且 <600 |
| 其他区周边道路 | ≥600 且 <1 200 |

**（二）确定公共厕所选址**

在详细规划明确公共厕所的具体位置、规模、用地界线后，可在规划确定的位置选址建设公共厕所。未通过规划明确公共厕所位置的，应会同规划、国土等相关部门共同选址，并遵循以下原则。

设置在人流较多的道路沿线、大型公共建筑及公共活动场所附近；以附属式公共厕所为主，独立式公共厕所为辅，活动式公共厕所为补充；附属式公共厕所不应影响主体建筑的功能，宜在地面层临道路设置，并单独设置出入口；宜与其他环境卫生设施合建；在满足环境及景观要求的条件下，城市公园绿地内可以设置公共厕所。

**（三）设计方案确定和组织建设**

确定选址后，应根据用地面积、周边环境等，开展公厕设计工作。设计时执行《城市公共厕所设计标准》（CJJ 14—2016）相关要求，并按照公共厕所建设项目要求编制设计文件、施工图等供建设时参考。

公共厕所的总体设计应以人为本，符合文明、卫生、适用、方便、节水、防臭的原则，外观设计应首先考虑与环境协调，其次考虑美观程度。平面设计应合理设置厕位和洗手盆的位置，并充分考虑无障碍通道和无障碍设施的配置。公共厕所主要包括厕位（包括大便间、小便间）、洗手盆、管理间和工具间等，其中最重要的设施是厕位和洗手盆。公共厕所应适当增加女厕的建筑面积和厕位数量。厕所男蹲（坐、站）位与女蹲（坐）位的比例为 1∶1~2∶3 为宜，独立式公共厕所以 1∶1 为宜，商业区以 2∶3 为宜，人流集中场所比例不低于 1∶2。固定式公共厕所应设置洗手盆。

独立式公共厕所根据设置区域和建筑设计要求分为一、二、三类，其中一类为高档、二类为中档、三类为低档。附属式公共厕所根据设置场所和建筑设计要求分为一、二类,其中一类为高档、二类为中档。近几年,国内一些城市及旅游区的公共厕所已超过一类标准,以满足不同群体需要。根据景观环境要求及服务对象需求,城市可选择超过一类标准的厕所,但要注重实用,突出环境整洁、干净卫生、方便舒适等功能,不得脱离实际需求片面追求豪华。

以下公共厕所,应设立第三卫生间,方便老、幼及行动不便者使用。

（1）一类公共厕所（含独立式和附属式）;

（2）二级及以上医院的公共厕所和商业区;

（3）重要公共设施及重要交通客运设施区域的活动式公共厕所。

公共厕所的无障碍设施应与公共厕所同步设计、同步建设,现有建筑中应建造无障碍厕位或无障碍专用厕所。

**（四）竣工验收**

竣工验收是公共厕所建设过程的最后一个程序,主要包括组织工程竣工验收、竣工验收备案、竣工项目的决算等,具体应参考当地关于建设和竣工验收的相关规定执行。

**（五）开放社会公厕**

将临街行政和企事业单位、商场、宾馆、餐饮门店原来内部使用的卫生间,作为社会公厕对外开放,是解决公厕选址困难、数量不足的有效手段。开放社会公厕前,应对具备条件的单位卫生间进行全面调研,对可能进行的改造和运行中产生的水电消耗进行补贴,并制定相应的考评管理办法,以提高单位开放社会公厕的积极性,规范社会公厕的运行和管理。

**（六）合理设置导引系统**

为方便公众寻找公共厕所,城市应完善公共厕所引导牌配置,设置清晰鲜明的标识和指引,同时可通过小程序、APP等方式为公众提供电子导航服务,让群众在最短时间内找到最近的公共厕所。

（宋　霁）

# 第六节   农村卫生厕所

## 一、基本情况

小厕所、大民生。厕所状况体现了一个国家和地区的发展水准和文明程度,农村"厕所革命"关系到亿万农民群众生活品质的改善,关系全面建成小康社会的质量和成色。习近平总书记指出,厕所问题不是小事情,要把这项工作作为乡村振兴战略的一项具体工作来推进,努力补齐这块影响群众生活品质的短板。

改善农村厕所状况,对改变农村环境卫生面貌,预防控制疾病的发生和传播,提高广大农民群众的文明程度和健康水平,提升农民群众的获得感、幸福感,具有重要的现实意义。"厕所革命"不仅是改善日常生活必备的卫生设施,更是人民群众卫生习惯与生活方式的一场变革。

根据世界卫生组织和联合国儿童基金会《联合监测规划 2015 年报告》,腹泻是五岁以下儿童的第三大死亡原因。通过建造卫生厕所,防止粪便污染水源和环境,可以有效控制肠道传染病的发生和流行。

## 二、主要指标

### 卫生厕所普及率(农村)(%)

1. 定义   使用卫生厕所的农户数占农村总户数的比例。

《关于印发农村户厕建设技术要求(试行)的通知》(国卫办规划函〔2019〕667 号)指出,卫生厕所,指有墙、有顶、有门,厕屋清洁、无臭,粪池无渗漏、无粪便暴露、无蝇蛆,粪便就地处理或适时清出处理,达到无害化卫生要求;或通过下水管道进入集中污水系统处理后达到排放要求,不污染周围环境和水源。

无害化卫生厕所,是指按规范要求使用时,具备有效降低粪便中生物性致病因子传染性设施的卫生厕所,包括三格化粪池厕所、双瓮漏斗式厕所、三联通式沼气池厕所、粪尿分集式厕所、双坑交替式厕所和具有完整上下水道系统及污水处理设施的水冲式厕所。

无害化卫生厕所，必须有三格化粪池等能够杀灭或去除生物性致病因子的粪便无害化处理设施，能够减少粪便对人体健康的危害，减少对环境的污染，是卫生厕所的升级版。在已普及卫生厕所的地区，可以逐步升级为无害化卫生厕所。有条件的地区，可以一步到位建设无害化卫生厕所。

三格化粪池，是指由三个相互串联的池体组成，经过密闭环境下粪污沉降、厌氧消化等过程，去除和杀灭寄生虫卵等病原体，控制蚊蝇滋生的粪污无害化处理与储存设施或设备。

农村三格式户厕，是指由厕屋、卫生洁具、三格化粪池等部分组成，利用三格化粪池对厕所粪污无害化处理的农村户用厕所。

农村集中下水道收集户厕，是指由厕屋、卫生洁具、户用化粪池等部分组成，经排水管将厕所污水排入污水收集管网的农村户用厕所。

2. 计算方法　本地农村使用卫生厕所的户数 / 本地农村总户数 × 100%。

3. 口径范围　农村。

4. 数据来源部门　统计、农业农村、乡村振兴、卫生健康部门。

## 三、实现路径和方法

### （一）全面普及农村卫生厕所

1. 科学编制改厕方案　各地要综合考虑地理环境、气候条件、经济水平、农民生产生活习惯等因素，结合乡村振兴、改善农村人居环境等规划，按照村庄类型，突出乡村优势特色，体现农村风土人情，因地制宜逐乡（或逐村）论证编制农村"厕所革命"专项实施方案，明确年度任务、资金安排、保障措施等。

2. 合理选择改厕标准和模式　结合本地区农村实际，鼓励厕所粪污就地资源化利用，统筹考虑改厕和污水处理设施建设，研究制定技术标准和改厕模式，编写技术规范，指导科学合理建设。农村户用厕所改造要积极推广简单实用、成本适中、农民群众能够接受的卫生改厕模式、技术和产品。鼓励厕所入户进院,有条件的地区要积极推动厕所入室。

3. 执行改厕流程　充分考虑农民长远需求,超前谋划,按照统一设计、统一购料、统一施工、统一验收的原则实施改厕工作,厕具宜按有关规定进行招标采购。整村改厕完成后,应组织全面验收。

4. 加强技术指导　组织镇(街道)、村(社区)具体负责人员和施工人员,进行改厕技术规范专业培训,保证管理和施工人员掌握技术,按规范施工。

5. 强化工程质量管理　建立健全农村改厕质量管理制度,加强改厕施工现场质量巡查与指导监督。改厕施工必须由经过培训的施工人员或有资质的施工队伍承担,落实工程质量和安全责任制,施工人员或队伍要承担保修和返修责任,确保工程质量和使用寿命符合标准要求。鼓励各地利用信息技术,对改厕户信息、施工过程、产品质量、检查验收等环节进行全程监督,对公共厕所、旅游厕所实行定位和信息发布。

6. 完善建设管护运行机制　坚持建管并重,充分发挥村级组织和农民主体作用,鼓励采取政府购买服务等方式,建立政府引导与市场运作相结合的后续管护机制。要明确厕所管护标准,做到有制度管护、有资金维护、有人员看护,形成规范化的运行维护机制。

7. 同步推进厕所粪污治理　统筹推进农村厕所粪污治理与农村生活污水治理,因地制宜推进厕所粪污分散处理、集中处理或接入污水管网统一处理,实行"分户改造、集中处理"与单户分散处理相结合,鼓励联户、联村、村镇一体治理。积极推动农村厕所粪污资源化利用,鼓励各地探索粪污肥料化、污水达标排放等经济实用技术模式,推行污水无动力处理、沼气发酵、堆肥和有机肥生产等方式,防止随意倾倒粪污,解决好粪污排放和利用问题。

8. 注重宣传动员　组织开展农村"厕所革命"公益宣传活动,结合农村人居环境整治村庄清洁行动、卫生县城创建等活动,多层次、全方位宣传农村改厕的重要意义,加强文明如厕、卫生厕所日常管护、卫生防疫知识等宣传教育。

**（二）因地制宜建设无害化卫生厕所**

农村无害化卫生厕所的改造,应因地制宜地选择无害化卫生厕所类型,包括三格化粪池式、三联式沼气池式、粪尿分集式、双瓮漏斗式、双坑交替式和具有完整上下水道水冲式厕所等。在污水处理系统较完善的地区,应优先使用完整上下水道水冲式厕所。

在一般农村地区,宜使用三格化粪池式、双瓮漏斗式厕所;在山区或缺水地区的村庄,宜使用粪尿分集式厕所等。

（武文　郭向伟）

# 第七节　公　园　绿　地

## 一、基本情况

公园绿地是城市中向公众开放,以游憩为主要功能,有一定游憩和服务设施,同时兼有健全生态、美化景观、科普教育、应急避险等综合作用的绿化用地。它是城市建设用地、城市绿地系统和城市绿色基础设施的重要组成部分,是表示城市整体环境水平和居民生活质量的一项重要指标。"公园绿地"不是"公园"和"绿地"的叠加,也不是公园和其他类别绿地的并列,而是对具有公园作用的所有绿地的统称,即公园性质的绿地。

公园绿地可有效吸收二氧化碳等气体,改善小气候,缓解城市热岛效应。公园绿地能够净化空气,吸收有害气体和吸滞烟（粉）尘,在散发有害气体的污染源地区附近,选择与其相应的具有高吸收和强抗性能力的树种进行绿化,对于防止污染有较大意义。树木对烟尘和粉尘有明显的阻挡、过滤和吸附作用。一方面,由于树木枝叶茂密,具有强大的减低风速的作用;另一方面,由于叶子表面粗糙、有绒毛或黏性分泌物,当空气中的尘埃经过树木时,便附着于其叶面及枝干上。公园绿地具有多种防护功能和改善环境的机能,是城市的"天然制氧机"。公园绿地可以防止公害灾害,绿化植物具有一定的净化污水能力,形成水体自净的作用;植物还能降低噪声,保护生物环境。同时,园林绿地对水土保持有着显著的作用。公园绿地的保留减少了人工铺面,加强自然及景观资源的保育,可促使城市水文、气象等生态系统达到平衡的状态。公园绿地可为城市居民提供放松的场所,使其舒缓身心,缓解疲劳。公园绿地可发挥集会社交、教育、减少犯罪事件等功能,促进社会和谐。公园绿地的建设可以有效提高市民工作效率,提升附近地块商业与居住的氛围,带动服务经济的发展。

## 二、主要指标

### 人均公园绿地面积(平方米 / 人)

1. 定义　城区内平均每人拥有的公园绿地面积。

公园绿地指向公众开放,以游憩为主要功能,兼具生态、景观、文教、应急避险等功能,有一定游憩和服务设施的绿地。它是城市建设用地、城市绿地系统和城市绿色基础设施的重要组成部分,是表示城市整体环境水平和居民生活质量的一项重要指标。

2. 计算方法　城区公园绿地面积 /(城区人口 + 暂住人口)。

城区人口,指划定的城区(县城)范围的户籍人口数;暂住人口,指离开常住户口地的市区或乡、镇,到本市居住半年以上的人口。城区人口和暂住人口以公安部门的统计为准。

3. 口径范围　城区。

4. 数据来源部门　住房城乡建设、公安部门。

## 三、实现路径与方法

### (一)做好公园绿地规划

做好城市公园绿地系统规划,从源头上拓宽绿化用地的渠道,保证绿化用地的需求。《城市绿地分类标准》(CJJ/T 85—2017)将公园绿地分为综合公园、社区公园、专类公园、游园 4 个中类及 6 个小类,对不同类型的公园绿地提出相应的规划、设计、建设及管理要求。其中,综合公园适合开展各类户外活动,具有完善的游憩和配套管理服务设施的绿地,规模一般大于 10 公顷;社区公园用地独立,具有基本的游憩和服务设施,主要为一定社区范围内居民就近开展日常休闲活动服务的绿地,其规模宜一般大于 1 公顷;专类公园包括动物园、植物园、历史名园、遗址公园、游乐公园以及其他专类公园,分别有面积和绿化比例要求;游园是指除以上各种公园绿地外,用地独立,规模较小或形状多样,方便居民就近进入,具有一定游憩功能的绿地。应结合当地用地实际和群众需求科学规划公园绿地建设。

**(二)注重现有公园绿地的改造提升**

1. 改造现有公园绿地,丰富植物种类,做好垂直绿化,向竖向要空间,利用有限的公园绿地实现城市生态环境效益的最大化。

2. 结合社区公园景观改造提升,打造林荫式生态停车场,将社区公园周边有条件的旧停车场进行景观绿化改造提升,充分利用有限的现有场地进行绿化,一举两得;鼓励新建的地下停车场,在其地上部分规划为城市公园绿地,既可缓解停车难,又可解决在寸土寸金的中心城区绿化建设用地问题。

3. 推广立体绿化,向城市空间要绿地,鼓励建设空中花园,既可美化城市景观,又可补充城市生态绿量。

(庄炳春 吴 霞)

# 第八节 病媒生物控制

## 一、基本情况

病媒生物控制是防控病媒生物传播性疾病的发生和流行,保障人民群众身体健康的重要手段。当前的病媒生物控制工作,遵循以环境治理为主的综合预防控制原则,根据病媒生物学和生态学特性,应用在生态系统管理实践中证明行之有效的科学方法和适宜技术,配合适当的政策法规,以及必要的人力和财政资源,建立各部门及各层级之间的协调和合作机制,广泛发动群众参与,把病媒生物控制在合理水平。

根据全国健康城市评价工作要求,健康城市中关于病媒生物密度控制水平的建设,应以街道为单位,通过病媒生物综合管理的手段,因地因时制宜,以环境治理为主,辅以物理、化学等有效手段和法律、法规、长效管理机制和措施,落实病媒生物滋生环境治理,病媒生物防制设施建设与使用,以及物理、化学、生物控制等措施,使街道的病媒生物密度控制水平达到国家标准要求的 B 级及以上水平。

## 二、主要指标

**病媒生物密度控制水平(%)**

1. 定义    主要病媒生物鼠、蚊、蝇、蟑螂密度控制水平达到 B 级及以上的街道比例。

病媒生物,是指能够通过生物和(或)机械方式将病原生物从传染源或环境向人类传播的生物。主要包括啮齿动物的鼠类和节肢动物中的蚊、蝇、蜚蠊,以及蚤、白蛉、虱、蠓、蚋、蜱、螨等。与病媒生物相关的传染病统称为病媒生物传播性疾病,一般包括鼠源性疾病和虫媒传染病。

病媒生物密度控制水平,是推荐性国家标准《病媒生物密度控制水平 鼠类 蚊虫 蝇类 蜚蠊》(GB/T 27770/1/2/3—2011)中设置的,用来表征城镇主要病媒生物(鼠类、蚊虫、蝇类、蜚蠊)的控制水平,评价城镇病媒生物控制效果的一系列指标。按照病媒生物综合治理中的"滋生地治理、病媒生物侵害、病媒生物防制设施"3 个领域,针对鼠、蚊、蝇、蟑四个对象设置了 18 项具体指标,并设置了"A 级、B 级、C 级"三个评价等级(表 2-4 至表 2-7)。在健康城市评价指标体系当中,以街道为单位考核病媒生物密度控制水平,计算达到 B 级及以上水平的街道的占比。

表 2-4 病媒生物密度控制水平 鼠类

| | 指标 | A 级 | B 级 | C 级 |
|---|---|---|---|---|
| 鼠 | 室内鼠迹阳性率 | ≤1% | ≤3% | ≤5% |
| | 外环境路径指数 | ≤1 | ≤3 | ≤5 |
| | 防鼠设施合格率 | ≥97% | ≥95% | ≥93% |

表 2-5 病媒生物密度控制水平 蚊虫

| | 指标 | A 级 | B 级 | C 级 |
|---|---|---|---|---|
| 蚊 | 小型积水路径指数 | ≤0.1 | ≤0.5 | ≤0.8 |
| | 大中型水体采样勺指数 | ≤1% | ≤3% | ≤5% |
| | 平均每阳性勺 | <3 只 | <5 只 | <8 只 |
| | 外环境停落指数 | ≤0.5 | ≤1.0 | ≤1.5 |

表 2-6 病媒生物密度控制水平 蝇类

| | 指标 | A 级 | B 级 | C 级 |
|---|---|---|---|---|
| 蝇 | 直接入口食品场所 | 不得有蝇,不得存在蝇类滋生地 | | |
| | 室内有蝇房间阳性率 | ≤3% | ≤6% | ≤9% |
| | 阳性间蝇密度 | ≤3 只/间 | ≤3 只/间 | ≤3 只/间 |
| | 室外蝇类滋生地阳性率 | ≤1% | ≤3% | ≤5% |
| | 防蝇设施合格率 | ≥98% | ≥95% | ≥90% |

表 2-7 病媒生物密度控制水平 蜚蠊

| | 指标 | A 级 | B 级 | C 级 |
|---|---|---|---|---|
| 蜚蠊 | 成若虫侵害率 | ≤1% | ≤3% | ≤5% |
| | 平均每阳性间小蠊成若虫数量 | ≤5 只/间 | ≤10 只/间 | ≤10 只/间 |
| | 平均每阳性间大蠊成若虫数量 | ≤2 只/间 | ≤5 只/间 | ≤5 只/间 |
| | 卵鞘查获率 | ≤1% | ≤2% | ≤3% |
| | 平均每阳性间卵鞘数 | ≤2 只/间 | ≤4 只/间 | ≤8 只/间 |
| | 蟑迹查获率 | ≤3% | ≤5% | ≤7% |

2. 计算方法　（主要病媒生物密度控制水平达到 B 级的街道 + 达到 A 级的街道）/ 街道总数 ×100%。

3. 口径范围　建成区（对于地级及以上市、地区、州、盟而言,本指标只针对市本级的建成区；对于直辖市辖区而言,本指标针对整个辖区）。

4. 数据来源部门　卫生健康部门（爱卫办）、统计部门。

### 三、实现路径和方法

落实病媒生物综合管理,主要包含病媒生物滋生环境治理、病媒生物防制设施建设与使用和病媒生物密度控制三个层面。工作中应遵循"早发现、早报告、早研判、早控制"工作策略,加强常见和新发病媒生物的监测预警,综合"病、虫、事、势"的科学研判,及时采取针对性强、有效性高的控制措施。

#### （一）鼠类滋生环境的治理

1. 居民区家栖鼠的环境治理　控制鼠类的食物来源。鼠的食物来源包括人的食物、宠物饲料、垃圾和粪便等,特别是生活垃圾,量多、面广,管理难度大。应大力推广生活垃圾袋装化,定点定时收集,做到生活垃圾不落地,密闭储运,处理无害化,消除鼠类最大的食物来源。粮食应储存在有防鼠功能的容器内,用木制容器应采取相应的措施,如在木器的底、盖和角用铁皮包裹,米缸、米桶加盖,副食品、剩菜剩饭要放入冰箱和老鼠不容易攀爬或咬坏的橱柜。

完善基础卫生设施,整洁室内外环境,清除鼠类隐藏的条件。通过开展健康教育,提高广大居民的卫生意识,倡导良好的公共卫生风尚,养成良好的卫生习惯。完善公共卫生基础设施,硬化、绿化、美化背街小巷。建设与城市人居相配套的生活垃圾储存、运输、无害化处理的体系,公厕建设布局合理,消除旱厕,其他公共卫生基础设施健全完善。清除室内隐蔽、阴暗、杂乱的鼠类藏匿场所,堵塞墙壁空隙,拆除夹墙,整理好室内陈设。对废旧器具纸箱衣物都应及时清理,经常性清扫,及时发现并捣毁鼠洞鼠窝。住宅楼内公共部位,如楼道、走廊、公共厨房、公共厕所等处的杂物应彻底清理,不留死角。

2. 重点行业家栖鼠的环境治理　防鼠重点行业指住宿餐饮行业、农贸市场、建筑工地、交通工具(飞机、火车、轮船及其停靠场所)等。

住宿餐饮行业。住宿餐饮行业食源丰富、环境稳定,是家栖鼠的理想滋生环境。其环境治理首先是防止鼠类进入建筑物内;其次是搞好环境卫生,减少食源和藏身场所;必要时适当地进行物理或化学治理。

农贸市场。农贸市场食源水源丰富,地下管网纵横,物品堆放杂乱,易于鼠类滋生。其环境治理应做好以下工作:硬化地面;摊位布局合理,垃圾密闭储运,清理及时不留死角;活禽水产摊点上下水设施完好,内脏及其他下脚料密闭存放,日产日清;下水管网符合防鼠要求;市场出入口及外围应有适当数量的毒饵站;熟食制品和食品销售的防鼠要求按照食品行业的要求进行。

建筑工地。建筑工地环境复杂,食品、生活垃圾管理常不到位,人员往往卫生习惯差,成为鼠类滋生的重要场所。其环境治理应做好以下几点:开工前检查工地鼠害情况,消除滋生场所;加强工地环境卫生管理,建立制度,定期检查,落实到位;食堂、宿舍地面硬化,房屋整洁,布局合理,防鼠设施健全;建设水冲式厕所,垃圾、粪便管理规范。

交通工具。交通工具上的老鼠常以轮船、列车或染鼠货物为媒介进行传播,造成国际洲际间的传播,流行病学意义重大。交通工具中的环境治理主要包括:装货前注意检查,防止藏匿携带;做好各种管道线路的防鼠设施,阻隔老鼠进入夹层藏匿;加强餐车、厨房、餐厅的食物、垃圾管理,及时清扫车厢、船舱和机舱;加强车站、码头和机场的防鼠灭鼠工作。

**(二)蝇类滋生环境的治理**

1. 居民区蝇类的环境治理　垃圾管理。封闭传统垃圾通道,密闭传统垃圾池,实行垃圾袋装化。垃圾收集桶尽量有专门的封闭空间放置,暂无条件的外置垃圾桶必须加盖,放置垃圾桶的地面必须硬化,并要求周边地面随时保持清洁卫生。垃圾清运做到日产日清,清理垃圾时要彻底,不能留有淤积物。垃圾转运密闭化,做到上不露天下不落地。垃圾转运站内要有完整的卫生设施和管理制度,地面必须硬化,墙角圆边,便于清理。每日要进行水冲处理,及时清除淤泥残渣,防止蝇类滋生繁殖。建立无害化垃圾处理厂,处理垃圾时作业规范,消除蝇类滋生环境。对每辆要离开的垃圾车采取灭蝇措施,防止将垃圾处理厂区内的蝇类带回城内。

厕所管理。消除旱厕,改为水冲式厕所,规范化粪池等配套设施。公共厕所要有专人管理,每日定时清洁。厕所周围的地面应硬化,门窗加装防蝇设施,在蝇类繁殖旺季,定期灭蝇。

2. 重点行业蝇类的环境治理　防蝇重点行业指餐饮行业、农贸市场等。

餐饮行业。餐饮行业应规范垃圾管理,实现垃圾袋装化密闭收集、日产日清、日常保洁等;清理操作间、下水道、设备后、墙角处的残余垃圾,避免蝇类滋生;防蝇设施齐全有效,专人负责定期维护。

农贸市场。农贸市场中,首先要对不同经营品种划行规市,鲜肉、活禽、水产等集中经营,配备上下水和密闭垃圾容器,毛、鳞、内脏等下脚料集中处理,及时清运;地沟、窨井、下水道要定期清掏,保持通畅,防止污水外溢和蝇类滋生;出售直接入口食品的店铺、摊贩要有玻璃窗、纱窗或纱罩,防止蝇类直接接触食物。

### (三)蚊虫滋生环境的治理

1. 蚊虫滋生环境的改造　环境改造包括为了防止、清除或减少蚊虫的滋生地,而对土地、水体和植被进行的各种实质性和永久性的改变。其措施主要包括清除小型积水,堵塞坑洼,阳沟改造,疏浚河道,封闭管井等。

清除小型积水。清除小型积水是预防伊蚊滋生的最重要手段,通过翻盆倒罐,清除废弃容器,加强废旧轮胎管理等方法,能够有效地降低伊蚊密度。

堵塞坑洼。堵塞水坑、洼地、树洞、废弃池塘和沟渠等,清除蚊虫滋生地。

阳沟改造。居民区街道、小巷两旁及居民楼下的阳沟往往因为投入塑料袋、纸盒等杂物而堵塞，进而导致蚊虫滋生。对于这类阳沟应采用水泥或砖板覆盖，使其成为暗沟，减少蚊虫滋生。

疏浚河道。由于蚊虫多滋生在水浅并有植被的边缘区域，所以针对河道、湖泊、水库等大型水体，清理疏浚，修整边岸，加大岸坡、填充浅湾等，有利于蚊虫的防制。

封闭管井。城市下水道口积水也是蚊虫滋生的重要场所，封闭城市下水管井，加盖防蚊闸，能够有效减少蚊虫进入下水道产卵的机会，降低蚊虫密度。

2. 蚊虫滋生环境的处理 环境处理包括为了造成不利于蚊虫滋生条件的各种有计划的定期处理，通常需要重复进行。其措施主要包括种植水生植被，水生花卉定期换水，改善人居环境等。

种植水生植被。在河流、池塘、水库中种植特定的水生植物，如满江红、鱼腥藻等，可以密盖水面，增加流速，清除幼虫栖附场所，影响蚊虫滋生。

水生花卉定期换水。对于家养水生花卉，应每 3~5 天彻底换一次水，避免蚊蚴滋生、羽化。

改善人居环境。房屋住宅加装纱门纱窗，使用蚊帐，并在蚊虫袭扰高峰时段加强个人防护，有利于减少人与媒介蚊虫和病原体的接触。有条件的城市可以建立防蚊缓冲区，通过在关键区域内部消除小型积水等滋生环境，外围建立无积水缓冲区避免蚊虫飞跃，可达到局部无蚊的效果。

**（四）蜚蠊滋生环境的治理**

蜚蠊的整个生活史均可在同一个栖居环境中完成，与蚊、蝇等仅在成虫阶段入室袭扰有所不同。尽可能消除蜚蠊赖以生存的室内环境条件，保管好食物和水源，做好环境卫生保洁，是防制蜚蠊的根本措施。

1. 加强宣传 提高人群对蜚蠊防制主要意义及蜚蠊滋生栖息习性的认识，使广大市民了解卫生状况与蜚蠊侵害程度的密切关系，不要单纯和过度依赖杀虫剂。

2. 断绝食源和水源　隔夜的食品应在冰箱中密闭存放,收藏好动物饲料。对散落和残存的食物,用过的餐具,厨余、泔水要及时处理。清理灶台上、桌面上、地面上和橱柜里的污物,不留食物残渣。拧紧厨房、卫生间、洗涤间等处的水龙头,不滴水,无水迹。

3. 保持环境的整洁　及时处理垃圾杂物,清扫死角,清除蟑迹。蜚蠊粪便、尸体、卵鞘等蟑迹具有吸引蜚蠊的作用。

4. 堵洞抹缝　对墙上的裂缝、孔洞,破损的瓷砖墙面及时用水泥、石灰或硅胶抹平;对橱柜、桌台、不锈钢厨具的内侧和背侧边角缝隙,用石灰、硅胶填补,能有效减少蜚蠊躲藏的场所,降低蜚蠊的危害;对室内小水道口,尤其在水池下的地漏口、厨房操作间的地沟口等部位用不锈钢网罩罩住,能够防止蜚蠊的进入。

5. 谨防扩散　蜚蠊可随家具、行李、包裹等迁移扩散,这些需要仔细检查,发现有蜚蠊的成若虫、卵鞘都要清除杀死。

(赵　奇　武文)

# 第九节　国家卫生县(乡镇)占比

## 一、基本情况

开展国家卫生城镇创建活动,能够有效破解环境卫生管理难题,打造良好生活环境,全面提升公共卫生环境设施建设和管理水平,营造干净、整洁、舒适的宜居环境。国家卫生县(乡镇)占比,指市域内已创建成的国家卫生县(乡镇)占市域范围县和乡镇级区划总数的比例,能较为明显地反映出一个城市的卫生城镇创建情况。创建国家卫生县(乡镇),依靠各级党委、政府,全面落实《国务院关于深入开展爱国卫生运动的意见》(国发〔2020〕15号),对照《国家卫生城市和国家卫生县标准》《国家卫生乡镇标准》,认真抓好各项工作落实。

## 二、主要指标

### 国家卫生县（乡镇）占比（%）

1. 定义　已创建成的国家卫生县（乡镇）占市域范围县、自治县和乡镇级区划总数的比例。

根据 2021 年 12 月全国爱卫会关于印发《国家卫生城镇评审管理办法》和《国家卫生城市和国家卫生县标准》《国家卫生乡镇标准》的通知,国家卫生县和国家卫生乡镇由全国爱卫会委托各省（自治区、直辖市）及新疆生产建设兵团爱国卫生运动委员会组织评审,全国爱卫办组织抽查,国家卫生县申报范围包括县级市、县、自治县、旗、自治旗、林区、特区,国家卫生乡镇申报范围为县（市）建成区之外的乡镇。通过国家卫生县（乡镇）占比,能较为明显地反映出一个城市的卫生城镇创建情况。

国家卫生城镇评审每 3 年为一个周期,申报遵循自愿的原则,申报县和乡镇符合标准的,可向省级爱卫会提出申请,并提交申报资料和市级推荐报告。国家卫生县和国家卫生乡镇由省级爱卫会参照国家卫生城市评审程序制订具体实施办法进行评审,并于每周期第 3 年 4 月底前向全国爱卫办提出拟命名国家卫生县和国家卫生乡镇名单。全国爱卫办按照一定比例予以抽查,抽查原则上以暗访为主。全国爱卫办根据评审结果,将拟命名国家卫生城镇的有关材料报全国爱卫会全体会议审定,或经联络员会议审核并报请全国爱卫会主任同意后,对符合标准的县和乡镇分别予以“国家卫生县（市）”“国家卫生镇（乡）”命名。

《国家卫生城市和国家卫生县标准》由爱国卫生组织管理、健康教育和健康促进、市容环境卫生、生态环境、重点场所卫生、食品和生活饮用水安全、疾病防控与医疗卫生服务七部分 45 条组成,国家卫生县数据评价指标 52 项;《国家卫生乡镇标准》由爱国卫生组织管理、健康教育和健康促进、市容环境卫生、生态环境、重点场所卫生、食品和生活饮用水安全、疾病防控与医疗卫生服务七部分 39 条组成,数据评价指标 24 项。

2. 计算方法　国家卫生县（乡镇）个数 / 县、自治县和乡镇级区划总数 ×
100%。

3. 口径范围　市域。

4. 数据来源部门　卫生健康部门（爱卫办）。

## 三、实现路径和方法

### （一）创建重点

1. 爱国卫生组织管理　辖区内各级爱卫会组织健全,各部门分工明确、职责落实。广泛开展城乡群众性爱国卫生活动,推动将健康融入所有政策,畅通爱国卫生建议和投诉渠道。

2. 健康教育和健康促进　健康教育网络健全,广泛开展健康教育和健康促进活动,提升居民健康素养水平,倡导文明健康、绿色环保生活方式。积极开展健康县区、健康乡镇和健康细胞建设。广泛开展全民健身活动,深入开展控烟宣传活动。

3. 市容环境卫生　主次干道和街巷路面平整,垃圾桶（箱）等垃圾分类收集容器配置齐全,无"十乱"现象,无卫生死角。主次干道和街巷路面及时进行保洁,河道、湖泊等水面清洁、岸坡整洁,建筑工地（含待建、拆迁、在建等工地）管理到位。建筑物外立面上的广告设施和招牌的高度、大小符合规定标准,提高建成区绿化覆盖率和公园绿地面积,强化绿地管理。生活垃圾转运站等环卫设施、再生资源回收基础设施符合相关标准要求,推行生活垃圾分类和减量化、资源化。积极推进厕所革命,公共厕所设置符合相关标准要求。建成区和城乡接合部农产品市场布局合理,建设管理符合规范要求,流动商贩管理规范。建成区和城乡接合部饲养畜禽和野生动物需符合有关法律法规要求。社区和单位建有卫生管理组织和相关制度,卫生状况良好。城乡接合部、镇辖村建有配套生活污水处理、排放设施和充足的垃圾收集站（点）、再生资源回收站（点）、公共厕所等设施,加强铁路沿线两侧环境卫生整治。

4. 生态环境 近3年辖区内未发生重大环境污染和生态破坏事故,加强大气污染治理,区域环境噪声控制良好,各级水环境功能区全部达到要求,集中式饮用水水源地水质达标。医疗卫生机构依法分类收集医疗废物,医疗废物统一由有资质的医疗废物处置单位处置。

5. 重点场所卫生 公共场所实行卫生监督量化分级管理,公共场所卫生信誉度等级应向社会公示,并使用统一标识。小浴室、小美容美发店、小歌舞厅、小旅店等经营资格合法,室内外环境整洁。学校、幼儿园和托育机构的教室、食堂(含饮用水设施)、宿舍、厕所等教学和生活环境符合相关国家卫生标准或规定。中小学体育与健康课程开课率达标。辖区内存在职业病目录所列职业病危害因素的企业及时申报职业病危害项目。商场、超市等公共场所卫生检测结果符合国家相关标准要求。

6. 食品和生活饮用水安全 近3年辖区内未发生重大食品安全和饮用水安全事故。加强小餐饮店、小食品店、小作坊管理,无固定经营场所的食品摊贩实行统一管理,规定区域、限定品种经营。无制售"三无"食品、假冒食品、劣质食品、过期食品等现象。积极推行明厨亮灶和食品生产经营风险分级管理,积极推广分餐制和公筷制,大力倡导"光盘行动"。市政供水、自备供水、居民小区供水管理规范,供水单位有卫生许可证。

7. 疾病防控与医疗卫生服务 建立与经济社会发展、财政状况和实现健康目标相适应的卫生健康事业投入机制。强化重大传染病防控措施,二级以上综合性医院设置公共卫生科和感染性疾病科,发热门诊、肠道门诊、预检分诊符合有关规定。按照国家免疫规划和当地预防接种工作计划,定期为适龄人群提供预防接种服务。健全重大事件处置中的社会心理健康监测预警机制,强化心理健康促进和心理疏导、危机干预。医疗卫生服务体系健全,机构建设符合国家标准要求,构建和谐医患关系,医疗卫生人员具备安全的工作条件,执业环境逐步改善。建立政府组织和全社会参与的病媒生物预防控制机制。各类滋生环境得到有效治理,鼠、蚊、蝇、蟑螂的密度达标。重点行业和单位防蝇和防鼠设施合格。

## （二）路径和方法

1. 党委和政府应高度重视爱国卫生和国家卫生城镇创建工作,全面落实《国务院关于深入开展爱国卫生运动的意见》(国发〔2020〕15号)精神。各部门要加强工作协调联动,按照职责分工扎实部署推进本领域相关工作。各级爱国卫生运动委员会要把爱国卫生运动与群众性精神文明创建活动有机结合,制订具体工作方案和计划,明确责任分工、细化目标任务,确保各项工作取得实效。

2. 要及时总结和推广各地各部门典型经验和做法,建立定期通报机制,对工作突出、成效明显的给予表扬,对做出重要贡献的按照国家有关规定予以表彰,对措施不力、工作滑坡的给予批评并督促整改。

3. 进一步强化爱国卫生工作体系建设,在职能调整、人员配备、经费投入等方面予以保障,街道(乡镇)、社区(村)、机关、企事业单位要明确专兼职爱国卫生工作人员,推动爱国卫生各项工作落实到城乡基层。加强爱国卫生工作人员能力建设,提高统筹谋划、协调动员、科学管理等能力水平。

4. 充分利用各类媒体,特别是互联网、移动客户端等新媒体,全方位、多层次宣传爱国卫生运动,提升宣传效果,凝聚全社会共识,引导群众关心关注、积极参与。畅通监督渠道,主动接受社会和群众监督,及时回应社会关切,认真解决群众反映的问题,不断提高群众满意度和获得感,营造良好的社会氛围。

（武　文　郭向伟）

## 【参考文献】

[1]环境保护部,国家质量监督检验检疫总局.环境空气质量标准:GB 3095—2012[S].(2012-02-29)[2023-11-28].https://www.mee.gov.cn/ywgz/fgbz/bz/bzwb/dqhjbh/dqhjzlbz/201203/W020120410330232398521.pdf.

［2］环境保护部.环境空气质量指数（AQI）技术规定（试行）：HJ 633—2012［S］.（2012-02-29）［2023-11-28］. https：//www.mee.gov.cn/ywgz/fgbz/bz/bzwb/jcffbz/201203/W02012040410332725219541.pdf.

［3］世界卫生组织.饮用水中的营养素［M］.北京：人民卫生出版社，2017.

［4］国家疾病预防控制局.生活饮用水卫生标准：GB 5749—2022［S/OL］.（2022-03-15）［2023-11-28］. https：//www.ndcpa.gov.cn/jbkzzx/c100201/common/content/content_1665979083259711488.html.

［5］中华人民共和国建设部.城市供水水质标准：CJ/T 206—2005［S］.北京：中国标准出版社，2005.

［6］中华人民共和国国家质量监督检验检疫总局.地下水质量标准：GB/T 14848—2017［S］.北京：中国标准出版社，2017.

［7］环境保护部.饮用水水源保护区划分技术规范：HJ/T 338—2018［S/OL］.（2018-03-12）［2023-11-28］. https：//www.mee.gov.cn/ywgz/fgbz/bz/bzwb/jcffbz/201803/W02018032408213299531.pdf.

［8］环境保护部.饮用水水源保护区标志技术要求：HJ/T 433—2008［S/OL］.（2008-04-29）［2023-11-28］. https：//www.mee.gov.cn/ywgz/fgbz/bz/bzwb/shjbh/xgbzh/200805/W02011114380447840660.pdf.

［9］道路交通标志和标线 第2部分：道路交通标志：GB 5768.2—2022［S/OL］.（2022-03-10）［2023-11-28］. https：//jtst.mot.gov.cn/gb/search/gbDetailed?id=de76d8c657711a90719af9be871e9bcc.

［10］国家市场监督管理总局.内河助航标志：GB 5863—2022［S/OL］.（2022-12-29）［2023-11-28］. https：//openstd.samr.gov.cn/bzgk/gb/newGbInfo?hcno=228F02D4658E896BC062F9A5CC4B14D8.

［11］国家环境保护总局.地表水和污水监测技术规范：HJ/T 91—2002［S/OL］.（2002-12-25）［2023-11-28］. https：//www.mee.gov.cn/ywgz/fgbz/bz/bzwb/jcffbz/200301/t20030101_66890.shtml.

［12］环境保护部.集中式饮用水水源地规范化建设环境保护技术要求：

HJ 773—2015［S/OL］.（2015-12-04）［2023-11-28］. https：//www.mee. gov.cn/ywgz/fgbz/bz/bzwb/shjbh/xgbzh/201512/t20151211_318880. htm? eqid=d97bf6eb000000c80000000664770634.

［13］集中式饮用水水源地环境保护状况评估技术规范：HJ 774—2015［S/ OL］.（2015-12-04）［2023-11-28］. https：//www.mee.cn/ywgz/fgbz/ bz/bzwb/shjbh/xgbzh/201512/t20151211_318881.shtml.

［14］国务院办公厅关于转发国家发展改革委住房城乡建设部生活垃圾分 类制度实施方案的通知：国办发〔2017〕26 号［EB/OL］.（2017-03- 18）［2021-06-20］. https：//www.gov.cn/zhengce/zhengceku/2017-03/30/ content_5182124.htm.

［15］住房城乡建设部,中央宣传部,中央文明办,等.关于进一步推进生 活垃圾分类工作的若干意见：建城〔2020〕93 号［EB/OL］.（2020- 11-27）［2021-06-20］. https：//www.gov.cn/gongbao/content/2021/ content_5581078.htm.

［16］国家发展改革委,住房城乡建设部,生态环境部.城镇生活垃圾分 类和处理设施补短板强弱项实施方案：发改环资〔2020〕1257 号 ［EB/OL］.（2020-07-31）［2021-06-20］. http：//www.gov.cn/zhengce/ zhengceku/2020-08/08/content_5533296.htm.

［17］国家发展改革委,住房城乡建设部."十四五"城镇生活垃圾分类和处 理设施发展规划：发改环资〔2021〕624 号［EB/OL］.（2021-05-06）［2021-06- 20］. https：//www.ndrc.gov.cn/xxgk/zcfb/tz/202105/t20210513_1279763. html?code=&state=123.

［18］住房城乡建设部.生活垃圾填埋场无害化评价标准：CJJ/T 107— 2019［S/OL］.（2019-04-19）［2023-11-20］. https：//www.mohurd.gov.cn/ gongkai/zhengce/zhengcefilelib/201910/20191012_242192.html.

［19］住房城乡建设部.生活垃圾堆肥厂评价标准：CJJ/T 172—2011［S］. 北京：中国建筑工业出版社,2011.

［20］住房城乡建设部.生活垃圾焚烧厂评价标准:CJJ/T 137—2019［S］.北京:中国建筑工业出版社,2019.

［21］住房城乡建设部.市容环卫工程项目规范:GB 550—2021［S］.北京:中国建筑工业出版社,2021.

［22］住房城乡建设部关于做好推进"厕所革命"提升城镇公共厕所服务水平有关工作的通知:建城〔2018〕11号［EB/OL］.（2018-01-12）［2022-12-28］.https://www.mohurd.gov.cn/gongkai/zhengce/zhengcefilelib/201802/20180228_235245.html.

［23］城市公厕管理办法:中华人民共和国建设部令第9号［EB/OL］.（1990-12-31）［2022-11-20］.https://www.gov.cn/zhengce/2022-01-25/content_5712044.htm.

［24］住房城乡建设部.城市环境卫生设施规划标准:GB/T 50337—2018［S］.北京:中国建筑工业出版社,2018.

［25］住房城乡建设部.环境卫生设施设置标准:CJJ 27—2012［S］.北京:中国建筑工业出版社,2012.

［26］住房城乡建设部.城市公共厕所设计标准:CJJ14—2016［S］.北京:中国建筑工业出版社,2016.

［27］中华人民共和国卫生部.粪便无害化卫生要求:GB 7959—2012［S］.北京:中国标准出版社,2012.

［28］中华人民共和国卫生部.农村户厕卫生规范:GB 19379—2012［S］.北京:中国标准出版社,2012.

［29］全国爱卫办.农村户厕建设规范［EB/OL］.（2018-05-21）［2022-03-24］.http://www.nhc.gov.cn/cms-search/xxgk/getManuscriptXxgk.htm?id=15eef7befb994959bdf3c89d20c43497.

［30］北京市质量技术监督局.农村公厕、户厕建设基本要求:DB11/T 597—2018［S/OL］.（2018-12-17）［2023-11-28］.https://scjgj.beijing.gov.cn/cxfw/index.html?zhijian=0115.

［31］国家市场监督管理总局.农村三格式户厕建设技术规范:GB/T 38836—2020［S］.北京:中国标准出版社,2020.

［32］国家市场监督管理总局.农村三格式户厕运行维护规范:GB/T 38837—2020［S］.北京:中国标准出版社,2020.

［33］国家市场监督管理总局.农村集中下水道收集户厕建设技术规范: GB/T 38838—2020［S］.北京:中国标准出版社,2020.

［34］中央农办 农业农村部 国家卫生健康委 住房城乡建设部 文化和 旅游部 国家发展改革委 财政部 生态环境部关于推进农村"厕所 革命"专项行动的指导意见［EB/OL］.(2019-01-08)［2022-03-24］. http://www.moa.gov.cn/gk/tzgg_1/tz/201901/t20190108_6166292.htm.

［35］中华人民共和国住房和城乡建设部.城市绿地分类标准:CJJ/T85— 2017［S］.北京:中国建筑工业出版社,2018.

［36］吴志强,李德华.城市规划原理［M］.4版.北京:中国建筑工业出版 社,2010.

［37］中华人民共和国住房和城乡建设部.城市绿地系统规划编制纲要(试 行)［EB/OL］.(2002-10-16)［2023-03-02］. https://www.mohurd.gov. cn/gongkai/zhengce/zhengcefilelib/200303/20030306_157073.html.

［38］中华人民共和国住房和城乡建设部.城市绿地设计规范 GB 50420— 2007［S］.北京:中国计划出版社,2007.

［39］高菲,游添茸,韩照."公园城市"及其相近概念辨析［J］.建筑与文 化,2019(2):149-150.

［40］成都市公园城市建设领导小组.公园城市成都实践［M］.成都:中国 发展出版社,2020.

［41］吴岩.公园城市的背景、内涵和理念特征［EB/OL］.(2018-07-31) ［2022-12-29］. http://chla.com.cn/htm/2018/0731/269025.html.

［42］全国爱国卫生运动委员会,卫生部.病媒生物预防控制管理规定［EB/ OL］.(2009-10-29)［2022-12-29］. https://www.waizi.org.cn/doc/21805.

html.

[43] 中华人民共和国卫生部.病媒生物密度控制水平 鼠类:GB/T 27770—2011[S].北京:中国标准出版社,2011.

[44] 中华人民共和国卫生部.病媒生物密度控制水平 蚊虫:GB/T 27771—2011[S].北京:中国标准出版社,2011.

[45] 中华人民共和国卫生部.病媒生物密度控制水平 蝇类:GB/T 27772—2011[S].北京:中国标准出版社,2011.

[46] 中华人民共和国卫生部.病媒生物密度控制水平 蜚蠊:GB/T 27773—2011[S].北京:中国标准出版社,2011.

[47] 赵奇,武文,黄华.病媒生物预防控制"四早"策略分析[J].中国媒介生物学及控制杂志,2021,32(2):254-256.

[48] 国家质量监督检验检疫总局.病媒生物控制术语与分类:GB/T 31721—2015[S].(2015-06-02)[2023-11-28].https://openstd.samr.gov.cn/bzgk/gb/newGbInfo?hcno=8424FA042ECDEFC70B8B12E72FC1DECA.

[49] 中华人民共和国卫生部.病媒生物应急监测与控制 通则:GB/T 27774—2011[S].北京:中国标准出版社,2011.

[50] 王陇德.病媒生物防制实用指南[M].北京:人民卫生出版社,2010.

[51] 国务院关于深入开展爱国卫生运动的意见[EB/OL].(2020-11-27)[2022-12-26].http://www.gov.cn/zhengce/content/2020-11-27/content_5565387.html.

[52] 全国爱国卫生运动委员会.全国爱卫会关于印发《国家卫生城镇评审管理办法》和《国家卫生城市和国家卫生县标准》《国家卫生乡镇标准》的通知:全爱卫发[2021]6号[EB/OL].(2021-12-17)[2022-12-25].http://www.nhc.gov.cn/guihuaxxs/s7788/202112/e64e0825521547569fe7d9d8bb426aa1.shtml.

# 第三章

# 健康社会

　　健康社会建设是健康城市建设的重要内容,构建健康社会,需要围绕建立更加公平更可持续的社会保障制度,扩大社会保障覆盖范围;建立健全基本公共服务体系,促进基本公共服务均等化;统筹养老资源,促进基本养老服务均衡发展;建立覆盖全过程的农产品和食品药品监管制度,保障饮食用药安全等方面开展工作。本章参考健康城市评价指标体系,重点阐述医疗保障、全民健身、职业健康、食品安全、学生健康、健康养老、健康细胞工程方面的工作要求。

## 第一节　医疗保障

### 一、基本情况

　　医疗保障是指(政府)通过立法途径规定国家、企业和个人之间的权利与义务关系,动员全社会的医疗卫生资源,筹集和支付医疗保障基金,并通过组织有效的卫生服务提供和医疗物资提供,包括药品、疫苗和医疗器械等必要的物资保障,最大限度地分担社会成员的疾病风险(弥补由疾病风险导致的损失),保障人体健康的重要社会保障制度安排。

　　医疗保障体系是社会保障体系的核心内容。我国现行医疗保障体系是以基本医疗保障为主体,以其他多种形式补充保险和商业健康保险为补充,覆盖城乡居民的多层次医疗保障体系。我国目前的医疗保障体系包括:

①职工基本医疗保险;②城乡居民基本医疗保险;③医疗救助;④补充医疗保险。前3部分构成了中国医疗保障制度的基础部分,分别覆盖城镇就业人口、城镇非就业人口、农村人口和城乡困难人群。对于更为灵活,更高医疗保障的需求,可通过各种形式的补充医疗保险(如大病医疗保险、公务员医疗补助等)以及企业互助医疗基金、商业医疗保障提供,具有三方面的社会意义。一是有助于保护劳动者健康,促进生产发展。医疗保障体系的建立和完善保证了劳动者身心健康,提高了劳动生产率,有助于促进社会的进步和生产的发展,也是社会经济发展的重要影响因素。二是有助于实行收入再分配,改善社会公平。医疗保障通过筹集医疗保险费和偿付医疗服务费用,实行收入再分配,社会可以通过医疗保险的机制实行一定程度的公平分配,维持社会经济的稳定发展。三是有助于维护社会安定。医疗保障对劳动者在患病时给予经济上的帮助,减轻患者的疾病经济负担,有利于消除因疾病带来的社会不安因素,促进社会主义市场经济体制和国民经济的健康发展。

## 二、主要指标

**基本医保住院费用实际报销比(%)**

1. 定义　在基本医保目录范围内,从职工基本医疗保险基金中支付的住院总费用占目录范围内职工住院医疗总费用的比例。

在基本医保目录范围内,从城乡居民基本医疗保险基金中支付的住院总费用占目录范围内城乡居民住院医疗总费用的比例。

2. 计算方法　在基本医保目录范围内,从职工基本医疗保险基金中支付的住院总费用 / 目录范围内职工住院医疗总费用 ×100%。

在基本医保目录范围内,从城乡居民基本医疗保险基金中支付的住院总费用 / 目录范围内城乡居民住院医疗总费用 ×100%。

3. 口径范围　市域。

4. 数据来源　医疗保障、卫生健康部门。

### 三、实现路径和方法

2020年2月,《中共中央 国务院关于深化医疗保障制度改革的意见》出台,这是中国医疗保障制度改革与发展的又一个里程碑。

#### (一)提升医疗保障可及性

一是全面实施城乡居民大病保险。我国医疗保障虽然实现了制度全覆盖,但看病难、看病贵的问题并没有得到根本解决,在此背景下,国家抓住医保中的核心问题,即大病保障不足的问题,开展大病保险工作。2012年国家发展改革委等6部门发布《关于开展城乡居民大病保险工作的指导意见》,2015年国务院办公厅发布《关于全面实施城乡居民大病保险的意见》,2017年民政部等6部门发布《关于进一步加强医疗救助与城乡居民大病保险有效衔接的通知》,有效衔接大病保险与城乡居民医疗救助制度,有效防止发生家庭灾难性医疗支出,减少居民"因病致贫、因病返贫"的现象。

二是推进城乡居民基本医疗保险"一体化"。我国医疗保险虽然覆盖所有人群,但依然呈现出城乡之间二元失衡、制度类型三维分立的特征,既不符合保险大数法则的风险分担原则,也损害了制度公平性和参保人的权益。2016年发布的《国务院关于整合城乡居民基本医疗保险制度的意见》,将城镇居民医保和新农合合并为统一的城乡居民医疗保险,覆盖除职工基本医疗保险应参保人员以外的其他所有城乡居民,从国家层面对城乡居民医疗保险的整合作出了统一的部署。

三是持续推进全国异地就医直接结算。对于异地就医产生的费用,传统的手工结算方式要求异地就医的患者需要先行承担在就医地发生的费用,然后再回参保地报销。这就产生了就医过程不便利、增加患者经济负担,甚至医患联手伪造票据骗保等弊端。2014年,人力资源社会保障部、财政部、国家卫生计生委联合发布《关于进一步做好基本医疗保险异地就医医疗费用结算工作的指导意见》、2016年人力资源社会保障部和财政部发布《关于做好基本医疗保险跨省异地就医住院费用直接结算工作的通知》以及《基本医疗保险跨省异地就医住院费用直接结算经办规程（试行）》等文件，提出实现省内异地住院费用直接结算、建立国家级异地就医结算平台、实现跨省异地安置退休人员住院医疗费用直接结算、实现符合转诊规定人员的异地就医住院医疗费用直接结算等目标，并从医保经办管理和提高参保人报销便捷性等角度作出相关规定。

### （二）注重城乡医疗保障普惠性

保证城乡公平是缩小城乡差距的一个重要目标，随着城乡居民医保逐步整合，农村居民医保待遇逐渐提高，享有更多的医保权益。县级统筹向市级统筹、省级统筹过渡，不仅扩大了农民就医选择范围，同时也提高了报销比例，并且农村也可以享受城乡一体化经办服务。但当前仍然存在城镇职工医保待遇高于城乡居民医保、城乡医疗水平差距较大等问题。各地在提升医疗保障公平性方面应着重考虑以下几点：第一，充分发挥各地医疗保障局的作用，切实推进城乡居民医保整合，统一城乡医保的管理经办机构、缩小城镇职工与城乡居民报销内容的差异，全面推动医疗保障制度改革。第二，合理分配城乡医疗卫生资源。未来应加大农村医疗投入，重视基层卫生技术人员的培养与服务。政府需进一步提高农村卫生技术人员待遇，鼓励城市全科医生向农村转移，并向农村倾斜医疗卫生资源。

### （三）提高医疗保障制度的可持续性

精细化的医保管理是各制度要素有效运行的保障，医疗保险的发展不仅经历了制度内容从无到有的突破，也实现了制度管理从有到优的提升。为了保证医疗保险和大病保险的可持续发展，需要从以下几个方面建立中长期规划。第一，建立动态筹资增长机制。建议以城乡居民可支配收入增长率作为城乡居民医保个人缴费标准增长率，以 GDP 增长率作为财政补贴调增的参考标准。第二，政府需注重医保基金的"开源节流"。"开源"可通过建立集体筹资，扩大个人缴费和政府财政补贴等方式；"节流"可从由按项目付费（后付制）转向以预付制为主，积极探索按诊断相关组付费（DRGs）、按病种点数法（DIP）付费等医保支付方式。第三，合理匹配大病保险筹资水平和保障责任。政府需提高个人医保缴费来提升大病保险筹资水平，从而匹配其较高保障能力。第四，提高基本医疗保险和大病保险的统筹层次，先全面实施基本医疗保险和大病保险的市级统筹，再逐步实现省级统筹。提高统筹层次有利于强化各地区医保经办机构和各个保险公司的风险分散能力，从而分担管理成本，保障基本医疗保险和大病保险可持续性。此外，政府可建立医保基金调剂互助制度，推进统筹管理工作。

### （四）满足不同层次保障需求的多样性

由于我国基本医疗保障从广覆盖和低水平起步，长期以来医疗保险待遇支付水平处于低水平阶段。对于城乡居民个体而言，仅仅参加城乡居民基本医保，靠政府为主体的单一支柱难以抵挡日益增加的医疗服务需求和疾病经济风险。商业医疗保险作为基本医疗保障的补充，必须予以高度重视。有相关研究已经表明：对于已经拥有城乡居民医疗保险的家庭而言，拥有商业医疗保险家庭的致贫性卫生支出发生率（IHE）和灾难性卫生支出发生率（CHE）均显著降低。但我国商业健康保险起步较晚，发展缓慢，风险分散机制不足。随着人们医疗服务需求的多样化发展，对商业医疗保险的需求愈加凸显，需要对商业医疗保险进行有效监管从而保障其充分发挥市场机制的作用，为优化多层次医疗保障体系发挥作用。一方面，要引导普惠性保险产品的研发，扩展覆盖服务范围，有效为广大参保人群提供可负担的补充保险途径；另一方面，规范商业医疗保险公司数据公开，对个人账户购买的商业医疗保险产品的市场规模、产品定价、赔付情况等信息主动公开，为公众和机构提供购买服务的参考信息。通过有效监管建立良好的市场秩序和行业规范，从而促进商业医疗保险行业健康有序发展，提升多层次医疗保障效能。

（刘晓俊　吴周志）

# 第二节　全民健身

## 一、基本情况

爱国主义教育家张伯苓在《今后之我国体育》中提出，"运动的标准，不应该集中在'大会'的竞赛和锦标的夺得，应当视若日常生活的一种习惯，常常练习"。毛泽东主席在 1952 年 6 月 10 日中华全国体育总会成立大会上题词，"发展体育运动，增强人民体质"，其目的就是要激发广大群众发展体育运动的积极性和主动性，成为体育的主人。

1995 年 6 月，国务院颁布实施《全民健身计划纲要》，将全民健身纳入国民经济和社会发展规划。此后国务院相继于 2010 年 2 月、2011 年 3 月、2016 年 6 月颁布了《〈全民健身计划纲要〉第二期工程（2001—2010 年）规划》《全民健身计划（2011—2015 年）》《全民健身计划（2016—2020 年）》等文件。2013 年 12 月 16 日，国家体育总局、教育部、全国总工会联合印发的《国家体育锻炼标准施行办法》，实现了 6~69 岁人群的全覆盖，标志着我国群众体育进入了新标准航道。2014 年 10 月，《国务院关于加快发展体育产业促进体育消费的若干意见》，将全民健身上升为国家战略。2016 年，中共中央、国务院发布《"健康中国 2030"规划纲要》，将全民健身作为重要建设任务。习近平总书记在党的十九大报告中指出："广泛开展全民健身活动，加快推进体育强国建设。"这昭示着我国群众体育发展进入新时代。

在建设"健康中国"的背景下，大众健身群体人数逐步增多，但仍存在一些挑战，如相比拥有更多可支配时间的老年人群，中青年群体的体育锻炼情况也许并不乐观；再如对健身和健康理念与关系的认知尚有待进一步提高，不结合自身身体条件和健康状况以及不遵守运动规律的盲目健身、认为家务或体力劳动可以代替体育锻炼等误区依然存在。

结合全民健身的发展以及目前面临的基本情况,推进全民健身的主要工作包括:开展全民健身场地、组织、活动建设,建设多种形式的体育健身设施,推动公共体育场馆和学校体育场馆向公众开放,推进公共体育服务均等化,提高社会管理水平;积极发展基层体育组织,推进基层体育健身组织的规范化建设,形成规范有序、富有活力的社会化全民健身组织网络;加强社会体育指导员队伍建设和制度建设,建设各级体质测定与运动健身指导站,开展城乡居民日常体质测定和科学健身指导,积极开展全民健身志愿服务;开展不同层次、不同类型的全民健身竞赛活动,加强对年轻人、老年人、残疾人等不同人群体育活动的组织与领导,不断创新群众体育活动的形式和内容,动员吸引居民坚持参加体育健身活动等。

## 二、主要指标

### (一)城市人均体育场地面积(平方米/人)

1. 定义 体育场地是指除军队和铁路系统外,可供我国居民开展运动训练、比赛和健身的活动场地有效面积。除体育系统本身的体育场地外,还包含教育、铁路、军队、社会各行业所管理的体育场地,以及由各级人民政府和基层群众性自治组织直接或代为管理的体育场地;既含室内体育场地,也含室外体育场地。体育场地面积除用于体育比赛、健身活动的场地面积外,还包括必要的安全区、缓冲区、无障碍区的场地面积。

2. 计算方法 体育场地面积(室外+室内)/当年常住人口数。

3. 口径范围 市域。

4. 数据来源 体育、统计部门。

### (二)每千人拥有社会体育指导员人数比例(人/千人)

1. 定义 常住居民中每千人拥有社会体育指导员人数。社会体育指导员是指不以收取报酬为目的,向公众提供传授健身技能、组织健身活动、宣传科学健身知识等全民健身志愿服务,并获得技术等级称号的人员。

社会体育指导员是全民健身事业的重要力量,是建设体育强国的中坚力量。国家对社会体育指导员实行技术等级制度。社会体育指导员技术等级称号由低到高分为：三级社会体育指导员、二级社会体育指导员、一级社会体育指导员、国家级社会体育指导员。

社会体育指导员的基本条件：①具有完全民事行为能力的中华人民共和国公民；②具有志愿服务精神和良好道德素养，遵纪守法；③热心全民健身事业，正在开展或准备开展经常性的全民健身志愿服务；④接受有关组织和单位的管理，承担指派的工作任务；⑤参加社会体育指导员相应等级的培训，考核合格；⑥所传授的体育项目有技能标准要求的，应当参加该体育项目的培训并达到标准。

2. 计算方法　社会体育指导员人数 / 常住人口数 × 1 000。

3. 口径范围　市域。

4. 数据来源　体育、统计部门。

**（三）城乡居民达到《国民体质测定标准》合格以上的人数比例（％）**

1. 定义　城乡幼儿 3~6 岁组《国民体质测定标准》综合得分≥20 分的人数和城乡居民 20~39 岁组《国民体质测定标准》综合得分≥23 分的人数和 40~59 岁组综合得分≥18 分的人数以及城乡老年人 60~69 岁组《国民体质测定标准》综合得分≥15 分的人数的总和占监测总人数（3~6 岁和 20~69 岁）的比例。

2. 计算方法　（3~6 岁组《国民体质测定标准》综合得分≥20 分的人数 + 20~39 岁组《国民体质测定标准》综合得分≥23 分的人数 +40~59 岁组《国民体质测定标准》综合得分≥18 分的人数 +60~69 岁组《国民体质测定标准》综合得分≥15 分的人数）/ 监测总人数（3~6 岁和 20~69 岁）× 100%。

3. 口径范围　市域。

4. 数据来源部门　体育部门。

5. 备注　《国民体质测定标准》（幼儿部分）的适用对象为 3~6 周岁的中国幼儿，按照年龄、性别分组，每 0.5 岁为一组，男女共计 16 个组别。测试指标包括身体形态和素质两类。

《国民体质测定标准》（成年人部分）的适用对象为20~59周岁的中国成年人，按年龄、性别分组，每5岁为一组。男女共计16个组别。测试指标包括身体形态、机能和素质三类。

《国民体质测定标准》（老年人部分）的适用对象为60~69周岁的中国老年人，按照年龄、性别分组，每5岁为一组，男女共计4个组别。测试指标包括身体形态、机能和素质三类。

具体见表3-1。

表3-1　不同年龄组居民体质测试指标

| 类别 | 测试指标 | | | |
|------|---------|---------|---------|---------|
| | 3~6岁 | 20~39岁 | 40~59岁 | 60~69岁 |
| 形态 | 身高 | 身高 | 身高 | 身高 |
| | 体重 | 体重 | 体重 | 体重 |
| 机能 | — | 肺活量 | 肺活量 | 肺活量 |
| 素质 | 10米折返跑 | 握力 | 握力 | 握力 |
| | 立定跳远 | 俯卧撑（男） | 坐位体前屈 | 坐位体前屈 |
| | 网球掷远 | 1分钟仰卧起坐（女） | 选择反应时 | 选择反应时 |
| | 双脚连续跳 | 纵跳 | 闭眼单脚站立 | 闭眼单脚站立 |
| | 坐位体前屈 | 坐位体前屈 | — | — |
| | 走平衡木 | 选择反应时 | — | — |
| | — | 闭眼单脚站立 | — | — |

采用单项评分和综合评级的方法进行评定。其中，综合评级是根据受试者各单项得分之和确定，共分四个等级：一级（优秀）、二级（良好）、三级（合格）、四级（不合格）（表3-2）。任意一项指标无分者，不进行综合评级。

表 3-2　不同年龄组居民体质测定分级标准

| 等级 | 得分 | | | |
|------|------|------|------|------|
| | 3~6 岁 | 20~39 岁 | 40~59 岁 | 60~69 岁 |
| 一级（优秀） | >31 分 | >33 分 | >26 分 | >23 分 |
| 二级（良好） | 28~31 分 | 30~33 分 | 24~26 分 | 21~23 分 |
| 三级（合格） | 20~27 分 | 23~29 分 | 18~23 分 | 15~20 分 |
| 四级（不合格） | <20 分 | <23 分 | <18 分 | <15 分 |

## 三、实现路径和方法

选取可以实施的要素,对缺乏健身运动的行为进行分析,为居民提供参与运动的条件和科学运动的指导,增强运动的信心,促进人们养成运动的习惯。

### （一）提供健身支持性环境

1. 优化周边公共体育设施环境　良好的健身环境对于居民参与健身运动具有重要的促进作用。按照改善、开放、投入并举的原则,进行健身场地及相应硬件设施的建设、修缮、维护、补充,改善社区健身环境。如:增加相应的健身器材、修建健身场地、建设健康步道等,方便居民就近且便利地开展健身活动。

在建设中,可以结合健康教育内容,在室内健身场地或场馆内配备科学健身相关宣传和 / 或自主查询系统,将科学健身知识普及,提高大众的科学健身素养。推进智慧健身路径、健身步道、智慧体育公园建设,利用二维码等信息化技术对设施进行管理与维护,参与锻炼的居民则可通过手机 APP 软件获取相关的锻炼信息反馈。鼓励社会力量建设分布于社区、商圈、工业园区等的智慧健身中心、智慧健身馆、智慧健身工作室、共享健身仓等。

优化办公区域活动环境,有条件的单位可以在单位内部实施环境改建,为员工提供健身设施和场所。在办公楼宇中则可以推行"健康楼宇"

建设,通过建设共享的健身场所,让职场人群能便捷地享受到健身设施,同时开展楼梯的建设改造,确保透气、明亮、安全,鼓励人们多走楼梯,少乘电梯。

2. 创造促进运动的城市环境　城市可以很大,但是影响个体健身行为的并非整个城市空间,而是与个体日常生活密切相关的一定地理区域内的空间。在城市的建设和规划中,充分考虑和鼓励环境改善,有利于居民增加日常锻炼。例如,充分挖掘体育场馆设施的存量资源,积极鼓励机关、企事业单位、学校的体育场馆向公众低收费或免费开放,为居民提供更加充裕的体育健身场所;规划设计便捷的自行车道、步道,鼓励绿色出行;增加健康主题公园的建设,在公园内设置健身步道和健身设施,健身步道两侧布设健康相关知识内容,帮助市民在锻炼的同时了解健康知识等。

**(二)营造全民健身活动氛围**

1. 开展丰富的健身活动　积极开展群众身边的小型多样健身活动和赛事。组织专业团队研究制定覆盖全人群的运动方案或运动模式供居民参考和选择。积极推广以工作单位、社区、班级、家庭等为单元的团队运动,通过组团运动、小组间竞技比赛的形式营造浓厚的运动氛围。同时,可以以群众喜闻乐见或具有较高锻炼价值的运动项目为基础,开展不同层次、不同类型的全民健身竞赛活动,同时挖掘民族、民间、民俗体育锻炼项目,创新活动形式和内容,满足群众多样化的体育需求,吸引越来越多的人加入运动健身的行列。

2. 提高群众健身技能　加强社会体育指导员队伍建设,充分发挥社会体育指导员在体育活动指导、运动技能传授、健身知识普及、活动和赛事组织等方面的作用。广泛开展城乡居民日常体质测定、体育锻炼达标活动,积极探索通过运动处方来实现个体化、精准化和科学健身指导,积极开展全民健身志愿服务。加强对年轻人、老年人、残疾人等不同人群体育活动的指导,推动更多运动项目进社区、进基层、进校园,增强群众主动参与健身的意识,并养成良好的体育锻炼习惯。

### （三）打造多元化的社会支持体系

1. 加强基本公共服务的投入与管理　政府部门应加大对社会体育设施的资金投入，推进基本公共体育服务均等化，建设更多的体育场所和健身路径。同时要加强对体育设施的维护与管理，建立定期检查维修制度，保障居民在健身过程中的安全。

精准推进农村地区、城市周边地区的基本公共体育服务，把务工农民、老年人、残疾人、妇女、儿童纳入体育锻炼和体育服务的重点保障群体，通过政府购买服务等方式，促进体育社会组织壮大、提升财政资金效率和基本公共体育服务质量的"多赢"目标；通过发放居民体育消费券、建立健身补偿机制，促进居民体育消费，建立公共体育事业和体育产业之间的联系。

2. 加强多部门合作　以"将健康融入所有政策"为基础，在制定相关政策时突破部门、空间、时间限制，为居民参与运动创造良好条件。社区管理、教育、卫生、体育等多个部门要加强合作，共同组织开展全民健身、健康教育、健康促进等活动。在活动中充分发挥各个部门的作用及优势，促进所举办活动作用及影响的最大化。

3. 推进信息化技术在体育服务中的应用　积极探索信息化体育治理模式。充分利用互联网、移动互联网应用平台等，提供体育场地设施信息并实现快速预定，提高现有体育场地的利用率；加快推进体育政务新媒体发展建设，加强政府与民众的沟通交流，提高政府对群众体育管理、公共服务和公共政策制定的响应速度和政府科学决策能力；利用社交平台加强群众身边网络体育草根组织的建设，推动基层群众体育的自治。

此外，在城市建设中，还可以强化以物联网、大数据、云计算为依托，引入大数据分析方法，开发公益性科学健身公共服务平台，开展运动健身、体质测试、风险评估、健康管理、健身活动、宣传培训等线上线下一体化服务，提高体育公共服务质量。

（周静锋　魏晓敏）

# 第三节　职业健康

## 一、基本情况

职业健康是对工作场所内产生或存在的职业性有害因素及其健康损害进行识别、评估、预测和控制的一门科学,其目的是预防和保护劳动者免受职业性有害因素所致的健康影响和危险,使工作适应劳动者,促进和保障劳动者在职业活动中的身心健康和社会福利。

我国是全球劳动力人口最多的国家之一,多数劳动者职业生涯超过其生命周期的二分之一。随着工业化、城市化、全球化的快速发展以及新材料、新技术、新工艺的广泛使用,劳动者在职业活动中接触的职业危害更加多样、复杂,职业暴露人群日益扩大,职业病新发病例呈明显上升趋势。虽然我国职业病防治工作取得了一定成效,但未来仍需面临许多问题,任重道远。职业健康是健康中国建设的重要基础和组成部分,事关广大劳动者的健康福祉,事关经济发展和社会稳定大局。

职业健康检查是职业健康工作的重要内容之一,有效预防和控制职业病危害,切实保障劳动者职业健康权益,对维护全体劳动者身体健康、促进经济社会持续健康发展至关重要。职业健康检查是指医疗卫生机构按照国家有关规定,对从事接触职业病危害作业的劳动者进行的上岗前、在岗期间、离岗时的健康检查。上岗前职业健康检查的目的在于掌握劳动者的健康状况,发现职业禁忌;在岗期间的职业健康检查目的在于及时发现劳动者的健康损害;离岗时的职业健康检查是为了解劳动者离开工作岗位时的健康状况,以便分清健康损害的责任。近年来,一些用人单位职业健康检查率不高,有些用人单位甚至不安排职业病危害人员进行职业健康检查。因此需要落实职业健康检查制度,加强职业病防治,全面开展职业健康服务。

职业病危害项目申报是用人单位必须履行的法定义务,是监管部门履行职业健康监管职责的重要内容。开展职业病危害项目申报,有助于引导用人单位掌握本单位的职业病危害状况,自觉做好防范防控工作,落实职业健康主体责任,也有助于监管部门掌握辖区内职业病危害的分布情况,有针对性地开展监管执法工作。《中华人民共和国职业病防治法》《职业病危害项目申报办法》对用人单位的职业病危害项目申报工作均作出了明确的规定,申报的内容主要包括用人单位企业规模、行业分类、经济类型、在册职工总数、外委人员总数、接害总人数、职业病累计人数、职业卫生培训、职业病危害因素种类、职业病危害因素检测情况、职业健康监护开展情况等,主要申报途径是通过职业病危害申报系统进行申报。通过职业病危害项目申报,一方面,便于用人单位梳理本单位的职业病危害项目,及时发现问题,并采取措施解决问题;另一方面,便于监督执法部门筛选职业卫生监督的关键控制点,有效提高职业卫生执法效能,并在此基础上制定出台相关政策法规,共同加强并推进职业健康工作。

各企业、事业单位和个体经济组织等用人单位,应按照《中华人民共和国职业病防治法》相关规定,定期组织从事职业危害作业的劳动者到具有职业健康检查资质的医疗卫生机构进行职业健康检查,切实保护劳动者身体健康。进行职业健康检查对保障劳动者身体有利,是劳动者的合法权益。通过上岗前职业健康检查可以预先发现职业禁忌证;通过在岗期间的职业健康检查可早期发现职业病患者和可疑职业病患者,从而可进行及时处理;通过离岗时职业健康检查确定劳动者在停止接触职业病危害时的健康状况,并了解在岗期间是否患了职业病,故离岗时检查也是非常重要的。

## 二、主要指标

### 职业健康检查覆盖率(%)

1. 定义　重点行业接触职业病危害的劳动者在岗期间应接受职业健康检查人员中实际开展职业健康检查的比例。职业健康检查是指医疗卫生机构按照国家有关规定,对从事接触职业病危害作业的劳动者进行的上岗前、在岗期间、离岗时的健康检查。

2. 计算方法　重点行业接触职业病危害的劳动者在岗期间职业健康检查人数 / 应接受职业健康检查人数 × 100%。

3. 口径范围　市域。

4. 数据来源部门　卫生健康部门。

### 三、实现路径和方法

#### (一)摸清底数,确保指标质量

1. 摸清重点行业工作场所职业病危害因素接触底数情况　根据《国家卫生健康委关于印发全国职业病危害现状统计调查制度的函》(国卫职健函〔2020〕21号)要求,通过调查掌握各地存在职业病危害的用人单位数量及不同行业和地区分布及存在的职业病危害因素种类,接触粉尘、化学毒物、噪声和电离辐射的劳动者数量,结合各地工作场所职业病危害项目申报情况或者开展一系列的专项调查,建立完善当地职业病危害数据库,为进一步加强职业病防治工作提供基础依据的同时有效确保指标“分子”质量。

2. 摸清企业底数情况　联合市场监管、人力资源和社会保障、中华全国总工会等部门摸清重点行业企业底数、劳动者数量等企业基础情况,通过大数据局打通并实现企业数据资源共享、排查、更新、维护,实现数据动态更新,确保指标“分母”的准确。

#### (二)机制协同,推进指标落地

依托现有协商机制建立协同机制,各有关部门和单位要认真贯彻落实国家和省市政府关于职业健康工作的一系列决策部署,深入推进健康城市建设,结合实际制订本地区的实施方案,明确目标与责任,建立工作台账,研究落实各项防治措施,及时协调解决工作中的重大问题,并逐级签订目标责任书,确保部门联动,共同推进职业健康指标落实落地。

### （三）监督推动，确保指标质量

加强执法队伍建设，重点充实市县两级职业健康监管执法人员，通过开展职业健康执法专项行动，针对职业病危害严重的重点行业领域、职业健康检查和工作场所危害因素申报工作开展比较薄弱的行业开展专项调查，明确工作目标、任务、步骤和要求，推动用人单位开展职业健康检查和工作场所危害因素申报工作，对违反规定拒不整改的，严厉处罚、公开曝光，对于在规定期限内未达到整改目标的企业要依法查处，确保指标产出的质量和效率。

### （四）引导企业，优化指标构成

通过健康企业建设等引导措施，进一步落实用人单位的主体责任，针对职业病危害严重的用人单位，需由专人负责职业病防治日常管理工作。用人单位必须依法及时、如实申报粉尘危害项目，依法组织劳动者进行上岗前、在岗期间和离岗时的职业健康检查，为劳动者建立个人职业健康监护档案，对岗前、在岗期间职业健康检查发现有职业健康禁忌的，及时调离相关工作岗位，严禁从事所禁忌的作业。

### （五）人才培养，加强机构建设

构建职业健康人才培养体系，优化行政、监督、技术服务机构等各条线人才结构，提升专业化水平。重点要加大对职业健康检查机构诊断医师培养力度，提升服务能力和水平，从而建立一批高质量的职业健康检查机构。同时加强对职业健康检查机构的管理，规范体检机构执业行为，确保体检数据真实准确，尤其要针对工作场所职业危害进行相应职业健康检查，切忌用常规体检项目代替职业健康检查，保证指标统计源头的产出质量。

### （六）素养提升，强化舆论引导

用好"职业病防治法宣传周"等传统宣传平台，创新职业健康宣传品牌和载体，传播职业健康理念和知识，提升公众职业健康素养。积极动员劳动者参与职业健康达人、职业健康传播作品征集等系列活动，提升劳动者职业健康传播参与度。在此基础上总结职业健康条线先进经验和优秀案例，树立典型,鼓励踏实干事的,也让宣传有方向,形成全社会力量共同参与的工作格局。同时要充分运用各类媒体和宣传工具,在关键节点保障职业健康宣传话题热度,做好职业病防治科普宣传。在普及职业病危害防治知识和相关法律法规,提高员工自我保护意识,加强舆论引导的同时,营造有利于开展职业健康的浓厚氛围。

(郑　康)

# 第四节　食品安全

## 一、基本情况

民以食为天,食以安为先。食品安全关系每一个人的身体健康和生命安全。习近平总书记多次强调,能不能在食品安全上给老百姓一个满意的交代,是对执政能力的重大考验。党的十九大提出,要实施食品安全国家战略,让人民吃得放心。

世界卫生组织(WHO)将"食品安全(food safety)"定义为:食物中有毒、有害物质对人体健康影响的公共卫生问题。这是狭义的食品安全。广义的食品安全:除狭义的食品安全所有的内涵以外,还包括由于食品中某种人体必需营养成分的缺乏或营养成分的相互比例失调,人们长期摄入这类食品后所出现的健康损伤。目前,在食品安全概念的理解上,国际社会已经基本形成共识:即食品的种植、养殖、加工、包装、贮藏、运输、销售、消费等活动符合国家强制标准和要求,不存在可能损害或威胁人体健康的有毒有害物质致消费者病亡或者危及消费者及其后代的隐患。《中华人民共和国食品安全法》第一百五十条给出的食品安全定义为:食品安全,指食品无毒、无害,符合应当有的营养要求,对人体健康不造成任何急性、亚急性或者慢性危害。

我国食品安全工作仍面临不少困难和挑战,形势依然复杂严峻。微生物和重金属污染、农药兽药残留超标、添加剂使用不规范、制假售假、群体性食物中毒、食源性疾病等问题仍时有发生,环境污染对食品安全的影响逐渐显现;一些生产经营者(法治意识淡薄)唯利是图、主体责任意识不强,各种不同的行政违法行为依然存在;新业态、新资源潜在风险增多,国际贸易带来的食品安全问题加深;食品安全标准与最严谨标准要求尚有一定差距,风险监测评估预警等基础工作薄弱,基层监管力量和技术手段不足;一些地方对食品安全重视不够,责任落实不到位,安全与发展的矛盾仍然突出。这些问题影响到人民群众的获得感、幸福感、安全感。

## 二、主要指标

### 食品抽样检验3批次/千人(批次/千人)

1. 定义　每千名常住人口食品抽样检验数量。

2. 计算方法　当年辖区内组织食品抽样检验批次数/上一年常住人口数×1 000。

3. 口径范围　市域。

4. 数据来源部门　食品安全办公室、统计部门。

## 三、实现路径和方法

### (一)落实好"四个最严"要求

习近平总书记要求,"用最严谨的标准、最严格的监管、最严厉的处罚、最严肃的问责,确保广大人民群众'舌尖上的安全'"。抓好食品安全工作,必须坚持做到"四个最严",以人民健康为中心,是食品安全工作的重要指导方针。

以最严谨的标准,守牢准入"门槛"。进入市场流通、消费的食品是否安全,要看标准严不严。在食品的生产、加工、包装、运输等各个环节,都需要设置严格、明确、实用的准入标准,守牢准入"门槛"。要加快制修订农药残留、兽药残留、重金属、食品污染物、致病性微生物等食品安全通用标准,向国际食品安全标准对标接轨。

以最严格的监管,守卫安全"红线"。食品安全是底线,也是"红线"。一方面,应健全覆盖从生产加工到流通消费全过程最严格的监管制度,严把产地环境安全关、农业投入品生产使用关、粮食收储质量安全关、食品加工质量安全关、流通销售质量安全关、餐饮服务质量安全关。另一方面,应将监管过程前置、下沉,加强日常监管、一线监管,将可能触碰"红线"的食品安全隐患及时扼杀在萌芽中。

以最严厉的处罚,加大震慑力度。食品安全关乎人民的生命安全,容不得丝毫闪失,也容不得"宽大处理"。治理食品安全问题、惩治不法行为,必须重典治乱、猛药去疴,予以最严处罚,运用法律武器强化震慑力度,切实提高违法成本。严厉打击危害食品安全的违法犯罪行为,严格落实食品行业从业禁止、终身禁业的规定。

以最严肃的问责,强化责任落实。食品安全工作要落实到位,还应扭紧责任人这个关键。要以最严问责制度为遵循,加大追责问责力度,用"铁腕"手段拧紧责任的"螺丝钉",各级党委和政府将食品安全当作重大政治任务来抓。

### (二)落实健康中国建设要求

《"健康中国2030"规划纲要》要求加强食品安全监管:一是完善食品安全标准体系,实现食品安全标准与国际标准基本接轨。二是加强食品安全风险监测评估,到2030年,食品安全风险监测与食源性疾病报告网络实现全覆盖。三是全面推行标准化、清洁化农业生产,深入开展农产品质量安全风险评估,推进农兽药残留、重金属污染综合治理,实施兽药抗菌药治理行动。四是加强对食品原产地指导监管,完善农产品市场准入制度。五是建立食用农产品全程追溯协作机制。六是完善统一权威的食品安全监管体制,建立职业化检查员队伍,加强检验检测能力建设,强化日常监督检查,扩大产品抽检覆盖面。七是加强互联网食品经营治理。八是加强进口食品准入管理,加大对境外源头食品安全体系检查力度,有序开展进口食品指定口岸建设。推动地方政府建设出口食品农产品质量安全示范区。九是推进食品安全信用体系建设,完善食品安全信息公开制度。十是健全从源头到消费全过程的监管格局,严守从农田到餐桌的每一道防线,让人民群众吃得安全、吃得放心。

### (三)不断提升食品安全领域治理能力

2019年5月,《中共中央　国务院关于深化改革加强食品安全工作的意见》提出,到2035年,基本实现食品安全领域国家治理体系和治理能力现代化。本着与时俱进的原则,着重从食品安全标准、产地环境污染治理、生产经营者责任意识、诚信意识和质量安全管理水平、食品安全风险管控能力、全过程监管体系等方面提出了2035年的原则性目标。城市应对照国家目标,结合当地实际,重点推进以下工作。一是系统开展基础性调研工作,加强风险监测。二是实施农药兽药使用减量和产地环境净化行动,分批淘汰现存的高毒农药,实施化肥农药减量增效行动、水产养殖用药减量行动、兽用抗菌药治理行动。三是严格落实学校食品安全校长(园长)责任制,防范发生群体性食源性疾病事件,建立学校相关负责人陪餐制度,鼓励家长参与监督,落实好农村义务教育学生营养改善计划,保证学生营养餐质量。四是全面清理食品生产经营主体资格,严厉打击制售"三无"食品、假冒食品、劣质食品、过期食品等违法违规行为,坚决取缔"黑工厂""黑窝点"和"黑作坊"。五是推广"明厨亮灶"、风险分级管理,规范快餐、团餐等大众餐饮服务,鼓励餐饮外卖对配送食品进行封签,使用环保可降解的容器包装,大力推进餐厨废弃物资源化利用和无害化处理,开展餐饮门店"厕所革命"。六是全面开展严厉打击保健食品欺诈和虚假宣传、虚假广告等违法犯罪行为,严厉查处各种非法销售保健食品行为,打击传销,完善保健食品标准和标签标识管理,做好消费者维权服务工作。七是完善粮食质量安全检验监测体系,健全为农户提供专业化社会化粮食产后烘干储存销售服务体系,提高绿色优质安全粮油产品供给水平。八是发挥地方党委和政府积极性,持续开展食品安全示范城市建设和农产品质量安全县建设活动,落实属地管理责任和生产经营者主体责任。

(徐 勇    周红雨    向恒阳)

# 第五节    学 生 健 康

## 一、基本情况

学校教育阶段的学生处于成长发育的关键阶段。贯彻落实"健康第一"的指导思想,加强学校健康促进,增强青少年体质,是促进学生健康成长和全面发展的需要。建立学生体质健康评价标准,从身体形态、身体机能和身体素质等方面综合评定学生的体质健康水平,能有效促进学生体质健康发展、激励学生积极进行身体锻炼,是国家学生发展核心素养体系和学业质量标准的重要组成部分。同时,也要根据标准建立学生体质健康监测评价机制,开展教育监测和绩效评价。

教育部印发《国家学生体质健康标准》,要求各学校每学年开展覆盖本校各年级学生的《国家学生体质健康标准》测试工作,并根据学生学年总分评定等级。只有达到良好及以上的学生,方可参加评优与评奖。《国家学生体质健康标准》是测量学生体质健康状况和锻炼效果的评价标准,所选用的指标反映与身体健康关系密切的身体成分、心血管系统功能、肌肉的力量和耐力,以及关节和肌肉的柔韧性等要素的基本状况,适用于全日制普通小学、初中、普通高中、中等职业学校、普通高等学校的学生。

《国家学生体质健康标准》适用对象划分为以下组别:小学、初中、高中按每个年级为一组,其中小学为 6 组、初中为 3 组、高中为 3 组。大学一、二年级为一组,三、四年级为一组。《国家学生体质健康标准》中从小学到大学分别规定了相应的评价指标,每个学生每学年评定一次。根据学生学年总分评定等级:90.0 分及以上为优秀,80.0~89.9 分为良好,60.0~79.9 分为及格,59.9分及以下为不及格。学生测试成绩评定达到良好及以上者,方可参加评优与评奖;成绩达到优秀者,方可获体育奖学分。测试成绩评定不及格者,在本学年度准予补测一次,补测仍不及格,则学年成绩评定为不及格。普通高中、中等职业学校和普通高等学校学生毕业时,《国家学生体质健康标准》测试的成绩达不到50分者按结业或肄业处理。

《健康中国行动(2019—2030年)》指出,要"完善学生健康体检制度和学生体质健康监测制度。把学校体育工作和学生体质健康状况纳入对地方政府、教育行政部门和学校的考核评价体系,与学校负责人奖惩挂钩",要将"体质健康测试情况作为学校学生评优评先、毕业考核和升学的重要指标"。学生因病或残疾可向学校提交暂缓或免予执行《国家学生体质健康标准》的申请,经医疗单位证明,体育教学部门核准,可暂缓或免予执行《国家学生体质健康标准》。确实丧失运动能力、被免予执行《国家学生体质健康标准》的残疾学生,仍可参加评优与评奖,毕业时《国家学生体质健康标准》成绩需注明免测。

目前,学校每学年均要开展覆盖本校各年级学生的《国家学生体质健康标准》测试工作,测试数据经当地教育行政部门按要求审核后,通过"中国学生体质健康网"上传至"国家学生体质健康标准数据管理系统"。

## 二、主要指标

### 学生体质监测优良率(%)

1. 定义 学年体质综合评定总分80分以上(含80分)学生数占参加评定学生总数的比例。

国家学生体质健康标准是从身体形态、身体机能、身体素质和运动能力等方面综合评定学生的体质健康水平,是促进学生体质健康发展、激励学生积极进行身体锻炼的教育手段,是学生体质健康的个体评价标准。根据学生学年总分评定等级:90.0分及以上为优秀,80.0~89.9分为良好,60.0~79.9分为及格,59.9分及以下为不及格。

2. 计算方法  学年体质综合评定总分 80 分以上（含 80 分）学生数 / 参加评定学生总数 ×100%。

3. 口径范围  市域。

4. 数据来源部门  教育部门。

## 三、实现路径和方法

### （一）重视学生体育与健康

儿童青少年是国家的未来、民族的希望,促进学生健康成长应作为学校一切工作的出发点和落脚点。《中国儿童发展纲要（2021—2030 年）》指出："促进儿童健康成长,能够为国家可持续发展提供宝贵资源和不竭动力,是建设社会主义现代化强国、实现中华民族伟大复兴中国梦的必然要求。"《教育部等五部门关于全面加强和改进新时代学校卫生与健康教育工作的意见》要求,"把新时代学校卫生与健康教育工作摆在更加突出位置"。教育部、国家发展改革委、财政部和国家体育总局联合印发的《关于进一步加强学校体育工作的若干意见》指出,要"把加强青少年体育锻炼作为提高全民健康素质的基础工程,把加强学校体育作为贯彻党的教育方针、实施素质教育和提高教育质量的重要举措"。

教育部门要引导学校注重品行培养,激发学习兴趣,培育健康体魄,养成良好习惯。要规范办学行为,减轻学生课业负担,切实保证中小学生每天一小时校园体育活动,严禁挤占体育课和学生校园体育活动时间。因地制宜制订并落实体育与健康课程的实施方案,建立健全学生体育竞赛体制,引导学校合理开展课余体育训练和竞赛活动,制订和实施体育课程、大课间（课间操）和课外体育活动一体化的阳光体育运动方案。要创新体育活动内容、方式和载体,增强体育活动的趣味性和吸引力,着力培养学生的体育爱好、运动兴趣和技能特长,帮助学生养成良好体育锻炼习惯和健康生活方式,进而增强学生体质。加强中小学健康促进,促进中小学生健康成长和全面发展。科学安排学习、生活、锻炼,保证学生睡眠时间。引导学生每天累计至少1小时中等强度及以上的运动,培养终身运动的习惯。提倡合理膳食,保障营养质量。注意用眼卫生,养成健康用眼习惯,保护学生视力。落实体育与健康教育课程,向学生教授健康行为与生活方式、疾病防控、心理健康、生长发育与青春期保健、安全应急与避险等知识,提高学生健康素养,积极利用多种形式对学生和家长开展健康教育。

**（二）完善体质健康测试和评价制度**

根据《国家学生体质健康标准》,建立完善学生健康检查制度、学生体质健康监测制度与国家学生体质健康标准测试制度以及配套衔接。要逐步建立健全包括学校测试上报、部门逐级审查、随机抽查复核、动态分析预测、信息反馈公示、评价结果应用等相关制度和管理措施在内的学生体质健康监测评价体系。要把学生体质健康水平作为学生综合素质评价的重要指标,将学生日常参加体育活动情况、体育运动能力以及体质健康状况等作为重要评价内容。同时要将学生体质健康情况纳入对学校的绩效考核,与学校负责人奖惩挂钩,将高中体育科目纳入高中学业水平测试或高考综合评价体系;鼓励高校探索在特殊类型招生中增设体育科目测试。

**（三）落实落细学生体质健康监测评价**

教育部根据中国青少年学生成长发育特征、全国学生体质健康变化趋势和国家学校体育工作政策,动态调整和公布学生体质健康测试项目和测试内容。

1. 测试　各级各类学校每学年开展覆盖本校各年级全体学生的体质健康测试工作,并将学生基本情况、单项指标分值、测试成绩、评定等级,以及实施测试的时间、地点、方式和人员等信息,按照规定的权限、程序和方法,报送至国家学生体质健康标准数据管理系统。因病或残疾学生可依申请准予暂缓或免于体质健康测试。

2. 数据报送审查　各级教育行政部门负责督促本行政区域内下级教育部门及所属学校全面开展测试工作和及时报送测试数据,并组织有关方面登录国家学生体质健康标准数据管理系统,按照管理系统设置的用户管理权限,逐级对测试报送数据的完整性、真实性和有效性进行审查。

3. 抽查复核　教育部每年委托第三方机构在各地上报测试数据的基础上,综合考虑学校类型、学生性别、年级学段、区域布局等因素,随机抽取一定比例的学校作为考查样本,进行测试工作和测试数据的现场抽查复核,并将现场抽查测试数据与学校上报测试数据进行一致性比对、综合分析和反馈各地。

4. 体质健康研判　各级教育行政部门要通过监测评价动态把握学生体质健康变化趋势,及时分析测试结果,深度查找影响因素,科学预测变动走向,开展体质健康预警,完善学生体质健康改善措施,提高学校体育工作的针对性、实效性和科学决策水平。

5. 监测结果公示　学校要按年级、班级、性别等不同类别在校内公布学生体质健康测试总体结果,中小学校要将有关情况向学生家长通报。各级教育行政部门每年委托第三方机构分析和发布本行政区域内学生体质健康监测评价基本情况。按生源所在地统计,并以省(区、市)或地(市、州)为单位公布高等学校新生入学体质健康测试结果,并反馈至生源所在地政府有关部门。

(吴青青)

# 第六节　健　康　养　老

## 一、基本情况

2021 年 5 月,第七次全国人口普查结果正式公布,我国人口共 14.1 亿,其中 60 岁及以上的老人有 2.64 亿,占 18.70%,我国已成为世界上老年人口数量最多的国家。当前,我国倡导积极老龄观和健康老龄化,就是提高老年人身体健康状况,减少医疗费支出,降低社会保障压力,进而发挥老年人的价值,促进经济社会的发展,有效避免人口老龄化带来的危机。

2020 年,《中共中央关于制定国民经济和社会发展第十四个五年规划和二〇三五年远景目标的建议》提出"实施积极应对人口老龄化国家战略"。推动养老事业和养老产业协同发展,健全基本养老服务体系,发展普惠型养老服务和互助性养老,支持家庭承担养老功能,培育养老新业态,构建居家社区机构相协调、医养康养相结合的养老服务体系,健全养老服务综合监管制度。2021 年,发布《中共中央 国务院关于加强新时代老龄工作的意见》,文件提出:把积极老龄观、健康老龄化理念融入经济社会发展全过程,加快建立健全相关政策体系和制度框架;健全养老服务体系,完善老年人健康支撑体系,促进老年人社会参与,着力构建老年友好型社会,积极培育银发经济,强化老龄工作保障。

## 二、主要指标

### 每千名老年人口拥有养老床位数(张 / 千人)

1. 定义 每千名老年人口拥有的各类养老服务机构的床位数。

养老机构是指依照《养老机构设立许可办法》设立并依法办理登记的为老年人提供集中居住和照料服务的机构。该指标体现了各地养老资源是否充足,截至 2019 年,全国养老服务机构和设施 17.33 万个,床位总数 735.3 万张,千人床位数超过 30 张。

2. 计算方法 各类养老服务机构的床位数 / 当地 60 岁及以上老年人口数 ×1 000。

3. 口径范围 市域。

4. 数据来源部门 民政部门、统计部门。分母指的是常住人口。

除了关注养老床位数基本指标之外,同时需要关注"二级及以上综合性医院老年医学科设置率、养老机构护理型床位占比""新建城区、新建居住区配套建设养老服务设施达标率"等主要指标,综合反映出健康养老服务体系化建设与综合性发展,满足老年人群日益增长的多元化、多层次的健康养老服务需求。

### 三、实现路径和方法

健康老龄化需要发展以老年人为中心的综合性"医疗、照护与环境"公共卫生服务体系,为老年人提供生命历程中所需的疾病治疗、康复护理、长期照护、健康宣教、疾病预防、老年康养等各项服务支持,提供连续性、丰富性、多元化、高质量、智慧型,涵盖居家、社区、机构的服务模式,改善老年人的身体健康,促进老年人的能力发挥。

#### (一)建立完善的医疗卫生康复服务体系

1. 加强疾病治疗与便利就医服务　完善老年医疗资源布局,建立健全以基层医疗卫生机构为基础,老年医院和综合性医院老年医学科为核心,相关教学科研机构为支撑的老年医疗服务网络。加强综合性医院、老年病医院、康复医院的建立,到 2025 年二级及以上综合性医院设立老年医学科的比例要达到 60% 以上,为老年人有针对性开展的诊治服务要达到 60%。鼓励基层社区医疗机构为 65 岁及以上老年人免费建立健康档案,每年免费提供健康体检,为居家失能老年人提供家庭病床、巡诊等上门医疗服务。医疗机构开展适老化改造,优化老年人就医流程,建立老年人挂号、就医绿色通道,为老年人就医提供便利服务。

2. 完善中医健康养老服务模式　二级以上中医医院要开设老年病科和"治未病"科,开展老年病、慢性病和康复护理服务,社区卫生服务中心、乡镇卫生院中医馆开展中医健康养老,根据老年人不同体质和健康状况提供中医药综合服务。

3. 加强社区养老服务与社区综合服务设施的整合　统筹社区内的医疗机构、养老服务机构、照料中心、养老家庭照护床位等,推进就近养老服务设施建设。强化基层医疗卫生服务网络功能,发挥家庭医生(团队)作用,为老年人提供综合、连续、协同、规范的基本医疗和公共卫生服务。根据老年人不同兴趣爱好和发展潜力为老年人设计康复计划,提供相应的康复服务。大力发展"互联网 + 护理服务"模式,推进护理服务延伸至社区和家庭,满足多样化、多层次的护理服务需求。加大政府购买服务力度,支持符合条件的社会办护理机构承接公共卫生、基本医疗和基本养老等服务。

### (二)推广"医养结合"的养老服务模式

鼓励医疗卫生机构与养老机构开展协议合作,进一步整合优化基层医疗卫生和养老资源,提供医疗救治、康复护理、生活照料等服务。目前国内试行"医养结合"切入主要分为两种形式。模式一"机构内医养服务整合"。一是养老机构或养老居住社区自办医疗机构。二是由医疗机构依托自身医疗资源建设养老型机构(如护理院),主要提供病后的护理服务,或医疗机构直接办养老院等。模式二"联合体医养服务衔接"。一种是养老机构与就近的医疗机构(包括基层与综合性医疗机构)签订合作协议或者建立转诊机制,由医疗机构通过巡诊、访视等形式,为住养老人提供综合的医疗服务以及转诊转院服务。一种是形成了医养联合体的形式,即多个提供医养服务的机构之间签署了合作分诊转诊协议,这种情况下,一般要有一个高阶的综合性医疗机构,在出现疑难杂症或者危急重症情况时,提供便利的入院抢救服务。各地应合理核定养老机构举办的医疗机构医保限额。2025年年底前,每个县(市、区、旗)有1所以上具有医养结合功能的县级特困人员供养服务机构。

### (三)构建长期护理保险服务体系与安宁疗护服务体系

长期护理保险是为长期失能人员基本生活照料,以及与基本生活密切相关的医疗护理提供资金或服务保障的社会保险制度。2016年我国选取15个城市开展长期护理保险试点,2020年扩大试点范围。探索从居家、社区到专业机构的失能老年人长期照护服务模式。建立老年人健康和能力评估标准的衔接互认机制。发展社区嵌入式长期照护服务,推进家庭照护床位建设。鼓励机构、社区卫生服务中心、医养结合机构开展安宁疗护服务,推进安宁疗护规范化发展。

### (四)建设适老化环境

随着老年人身体机能衰弱、活动能力降低,老年人活动范围变小,大多数时间都在居室中度过,居住环境与老年人的身心健康息息相关,养老机构和社区居家通过进行适老化设计和改造,能增加老年人居住的舒适性,减少危险发生的概率,达到稳定老年人身心健康的目的。到2025年,老城区和已建成居住区结合城镇老旧小区改造、居住区建设补短板行动等补建一批养老服务设施,"一刻钟"居家养老服务圈逐步完善。依托和整合现有资源,发展街道(乡镇)区域养老服务中心或为老服务综合体,按规定统筹相关政策和资金,为老年人提供综合服务。

1. 住房建设与安全　布局合理,卧室与卫生间不宜间隔太远,家具摆放简单整齐,基础设施齐全方便。安全舒适,床铺平坦、软硬适中。必要时可设置床边扶手,房间、走廊也可根据老年人需求设置扶手,方便老年人起身、行走。卫生间地面防滑易于清洁,防止老年人跌倒。安静温馨,减少噪声,以免影响老年人休息。阳光充足,适当增加绿植美化环境,既能净化空气又能稳定老年人情绪。干净整洁、温湿度适宜、灯光柔和。上下楼有电梯,通道无障碍。适老化改造和辅具租赁,卧室床头等多处设置呼叫器、报警器等方便老人求助和使用。蹲便改造坐便,坐便器旁边设置扶手或起身辅助器,增加沐浴椅等洗澡辅助设备。轮椅、护理床、爬楼机等设备可租赁,最大程度方便老年人日常生活需要。智能产品的使用,声控灯、智能音箱、光感窗帘等智能小家电的使用也能帮助老年人延长生活自理的时间。

2. 户外环境与设施　养老机构和社区的户外环境和设施应当从安全和方便两方面进行适老化设计和改造。户外设置适合老年人使用的健身设施,并有专人定期维护,保证安全。步行道防滑、上下坡道缓且有提示。多增设公共卫生间且有醒目标识,各类指示牌、栏杆等安全设施齐全,方便老年人辨别方向。养老机构或社区设置设施齐全的活动中心,可以提供健身、阅读、学习、康复等服务。社区内就近有卫生服务中心,方便老人随时就医。

3. 公共交通与出行　由于衰老带来的身体机能下降,行动缓慢,老年人群比其他群体更需要公共交通出行。目前的城市交通系统需进一步完善,满足老年人出行的需求。公共交通应方便老年人乘坐。各类客运站、机场等增设老年人服务岗位,支持现金支付方式。持有效证件可直接乘车,公共车辆设置老年人专座,设置方便上下车的扶手、台阶等设施。车站增加座椅、扶手,在医院、居住区等增加临时停车站点等。优化老年人打车出行服务。鼓励设置老年人专用出租车,完善约车软件老年人服务功能。实现语音提示叫车,降低老年人操作难度。公共道路无障碍,设置过马路延长时间按钮等装置,方便老年人、残疾人出行。

### (五)数字赋能健康养老

运用互联网、大数据、云计算等信息技术手段,推进智慧健康养老应用系统集成。推动"智慧养老院"和智能化养老社区建设,对社区和居家养老服务设施、医疗康复设施和机构进行无障碍化、便捷化、智能化改造。促进科技养老在社区落地。加强养老终端设备的适老化设计与开发,运用智能技术,推进大数据、人工智能、5G 技术在居家护理、点餐用餐、健康管理、远程就诊、紧急救助、智慧出行、消防安全、休闲娱乐等方面的应用,推动"互联网＋社会服务"模式,为老年人提供综合化智慧养老服务。

(屠其雷)

## 第七节　健康细胞工程

城市所辖的社区和村、各类机关和企事业单位、学校、医院、家庭等,是城市的基本组成单元,也被比喻为城市的"细胞"。在上述"细胞"中广泛开展健康场所建设,是当前我国场所健康促进的具体实践,也是健康中国建设的微观基础。

2016 年,全国爱国卫生运动委员会印发《关于开展健康城市健康村镇建设的指导意见》,明确提出开展健康"细胞"工程建设。以健康社区、健康单位和健康家庭为重点,以整洁宜居的环境、便民优质的服务、和谐文明的文化为主要内容,向家庭和个人就近提供生理、心理和社会等服务,倡导团结和睦的人际关系,提高家庭健康水平。以学校、企业、机关和事业单位等为重点,完善控烟措施,落实健康体检、职业健康检查、职业防护、安全管理等制度,营造相互尊重、和谐包容的单位文化,创造有益于健康的环境。从此,健康细胞成为我国健康社区、健康村、健康家庭、健康促进医院、健康学校、健康机关、健康企业等一系列场所健康促进行动的代名词。随后,《"健康中国 2030"规划纲要》《健康中国行动(2019—2030 年)》《"十四五"国民健康规划》等都对健康细胞建设提出了明确要求。自 2016 年起,全国爱国卫生运动委员会办公室就启动了各类健康细胞建设规范的研究工作。2019 年,全国爱国卫生运动委员会办公室印发了《健康企业建设规范(试行)》;2021 年,全国爱国卫生运动委员会办公室、健康中国行动推进委员会办公室联合印发了《健康村等健康细胞和健康乡镇、健康县区建设规范(试行)》,标志着全国爱国卫生运动委员会办公室牵头,统筹推进健康城市、健康县区、健康乡镇三类区域健康促进行动和健康社区、健康村、健康家庭、健康促进医院、健康学校、健康机关、健康企业等 7 类健康细胞建设。

鉴于现行《全国健康城市评价指标体系(2018 版)》已将健康社区、健康学校、健康企业三类健康细胞建设纳入评价范畴,本章重点梳理这三类健康细胞建设指南,其他类别健康细胞下一步再丰富和完善。

## 健康社区(村)

### 一、基本情况

在我国,健康社区和健康村作为"健康细胞"建设的重要内容,是落实健康中国行动的重要抓手之一,目的是提升社区健康治理水平,有效控制社区健康危险因素,减少社区常见健康危害,提升社区居民健康素养和健康水平。

社区,是指聚居在一定地域范围内的人们所组成的社会生活共同体,一般是指经过社区体制改革后作了规模调整的居民委员会辖区。村,一般指行政村。社区和村是城乡居民日常生活、工作、学习的重要场所,社区的自然环境、人文环境、文化民俗、村规民约等均会对城乡居民健康产生影响。

世界卫生组织在全球倡导以场所为基础的健康促进理念,健康社区和健康村建设正是该理念在社区和行政村层级上的具体体现。我国城市社区和农村社区在自然环境、基础设施、健康治理等方面均存在一定的区别。全国爱卫办在 2021 年研究制定健康细胞建设规范时,考虑到城乡差异,分别制定了《健康村建设规范(试行)》和《健康社区建设规范(试行)》(详见附录),倡导社区和村结合实际情况开展健康社区和健康村建设。随着乡村振兴战略的全面实施,美丽乡村建设、农村人居环境整治行动的扎实推进,农村长期存在的基础设施薄弱、环境卫生欠佳等问题得到逐步解决,城乡差距进一步缩小。考虑到健康社区和健康村在建设理念、组织管理、日常管理、监测评估等各方面类似,本书将健康社区和健康村的建设一并介绍。

## 二、主要指标

### (一)健康社区覆盖率

1. 定义　健康社区数占辖区内所有社区数的比例。

2. 计算方法　健康社区数 / 辖区内所有社区数 × 100%。

3. 口径范围　市域。

4. 数据来源　卫生健康、民政、统计等部门。此指标不包含农村社区,即行政村。

### (二)健康村覆盖率

1. 定义　健康村数占辖区内所有村数的比例。

2. 计算方法　健康村数 / 辖区内所有行政村数 × 100%。

3. 口径范围　市域。

4. 数据来源　卫生健康、民政、统计等部门。

## 三、实现路径和方法

健康社区和健康村建设坚持"部门协作、镇街组织、社会支持、居民参与",通过建设健康环境、优化健康服务、倡导健康文化等,满足社区居民、村民的健康需求,实现社区治理、乡村治理与人的健康协调发展。按照建设流程,一般可分为准备、启动、实施、总结四个阶段,这只是粗略的划分,实际工作中各阶段工作有交叉和延续性。

健康社区和健康村建设按照自愿参与的原则开展。一般来说不需要向上级申请、备案,就可以按照健康社区建设规范、健康村建设规范开展建设工作。如果县区或城市层级有相关建设的工作部署,可按照要求报送申请表等材料,接受上级指导和监测评估。

### （一）准备阶段

准备阶段主要是为后续启动和实施等做好前期准备,主要包括建立领导机制、制订工作方案、开展需求分析、确定优先领域等,需求分析等严格来说并不一定要在准备阶段完成,可延续到启动阶段或者实施阶段再开展。

1. 建立领导机制　主要包括领导机制和分工协调机制。健康社区和健康村建设通常需要建立分工协调机制,负责日常工作的组织和协调,可依托现有的居委会、村委会设置。分工协调机制不仅包括社区的管理者,还应该覆盖社区内不同机构、不同领域的代表,如基层医疗卫生机构医务人员,辖区机关、学校、企事业单位的管理者和工作人员,社区居民等,也可邀请辖区健康教育专业机构人员参加。安排专人负责健康社区和健康村建设工作。

2. 制订工作方案　方案应结合社区和村的实际情况来制订,是对未来一年或者几年建设工作的总体安排,包括工作目标、主要指标、主要任务、人员分工、时间进度、经费安排、保障措施等多个方面。

一般来说,在总体工作方案制订后,还需要制订具体工作方案,如社区动员工作方案、培训方案、健康教育方案、健康干预方案等,其目标更为明确,内容也更加具体,经费使用也符合财务要求。一份具体的工作方案或计划,一般要包括时间、地点、目标人群、内容、形式、主要参与者、人员分工、经费预算、效果评价,以及对可能出现的问题进行预估并提前考虑应对方法等。具体的工作方案,结合具体工作在启动阶段、实施阶段、评估阶段制订。

3. 开展社区诊断或需求评估 主要包括健康问题分析、行为问题分析和资源分析,通过分析,明确该社区、村的基本情况,居民的人口结构和特点,主要健康问题和需求、健康影响因素,社区和村内现有的促进健康的资源、政策、制度,健康促进与健康教育工作现状和工作能力等,为制定有针对性的健康促进计划和目标构建基础。可通过问卷调查、面对面访谈、查看居民健康档案资料等方式开展。如果开展系统的监测评估,与效果评价相对应,此阶段又可称为基线调查。

4. 确定优先领域 在社区诊断、需求评估、基线调查等工作的基础上,需要明确健康社区、健康村建设中的优先干预领域。一般将危害较大、可改变性较高问题和领域作为优先领域。如在考虑健康问题时,将居民中死亡率高、发病率高、伤残率高、受累人口多的健康问题作为优先领域,可以考虑某些特定的慢性病和传染病作为优先领域;如考虑优先干预的行为危险因素时,通常考虑戒烟、限酒、低盐饮食、适量锻炼等具有一定可改变性、可行性的领域;再如考虑满足居民主要健康需求时,可将提供健康教育材料、提供锻炼场所和设施、改善村容村貌等作为优先领域。

5. 确保建设经费保障 开展建设的社区和村,需要确定一定的工作经费,以满足相关活动的开展,确保建设工作顺利进行。

**(二)启动阶段**

准备阶段完成后,进入启动阶段,这一阶段的主要任务是动员社区和村内所有机构、人员参与建设过程,帮助他们树立健康理念。主要涉及建立工作机制、倡导和动员、启动活动等。

1. 建立工作机制 建设过程中需要建立的工作机制一般包括领导机制、执行机制、监督机制,其中领导机制主要负责建设的统筹谋划、组织管理和协调沟通,执行机制主要负责实施建设相关的各项重点任务,监督机制主要负责控制和检查工作质量,通常采用例会、协调会、推进会等方式开展工作。

2. 开展动员　动员一般需要较好的制度作为基础,并通过一系列精心设计的活动,推动建立社区、村成员参与建设的信心、热情和能力。在健康社区、村建设启动时,可采取召开全体居民或居民代表大会、倡议书入户、户外公共牌等形式,倡导辖区各单位和家庭户积极参与建设。在建设过程中,可通过各种媒介手段营造氛围,宣传健康教育与促进活动的意义,报道健康社区、健康村建设工作的进展,使社区、村成员知晓活动计划、了解活动目的、监督活动情况。除大众媒介等常用的传播手段外,人际传播也是有效的动员方法,例如通过中小学生向家长宣传,由街道干部、居民小组长告知居民等,都是卓有成效的渠道。

3. 组织培训　培训是对人才资源开发的过程,培训对象应根据具体内容确定,可包括社区的领导层、社区相关机构成员、社区内其他组织机构的代表、社区志愿者、居民代表等。培训内容可包括建设健康社区和健康村的意义、任务、标准和流程,开展健康教育与促进活动的知识和技能,评估建设效果的方法和技巧,其他社区、村的建设经验分享,工作档案资料整理的要求等。

开展培训前,应对培训对象的知识水平和经验进行简单评估,并根据培训目的、培训内容、培训时间和人员特点等,选择适当的培训方法,常用的培训方法包括讲座、小组讨论、角色扮演、案例分析、模拟练习等。为确保培训质量,应定期对培训进度执行情况、教材与教学设施是否适用、出勤率及知识技能掌握情况等进行评估。

### (三)实施阶段

按照《健康社区建设规范(试行)》《健康村建设规范(试行)》相关要求,通过建设健康环境、优化健康服务、倡导健康文化等,满足村民健康需求,实现社区和乡村治理与人的健康协调发展。在该阶段,要开展监测,留存好过程资料,并邀请上级单位开展技术指导,发现存在的问题和不足要及时解决。

1. 留存过程资料　从建设工作启动之初，就应当注意工作文件和佐证资料的收集整理，建设过程涉及的各项工作都要做好记录，包括时间、地点、参加人员、现场情况、经费预算、工作总结等，所有资料需按照工作指标体系整理成台账，便于后续总结。

2. 开展监测　条件具备的社区和村可开展建设过程监测，目的是发现建设过程中存在的问题，及时调整实施方案或计划，调整人员安排，以确保项目实施的质量。监测自行组织或者邀请有能力的机构开展，采用查阅资料、现场考察、专项调查等方法收集资料并分析。监测的内容比较广泛，主要有进度、质量、人员能力、效果、经费等，常用监测指标包括健康相关活动执行率、干预活动覆盖率、目标人群满意度、资金使用率等。

3. 开展技术指导　建设过程中，建议每季度或者半年邀请上级爱卫部门或者相关领域的专业人员开展一次技术指导，及时了解工作瓶颈并调整策略，确保建设取得实效。技术指导常用的方法包括听取报告、查阅档案资料、现场调研、调查研究等。

### （四）总结评估阶段

健康社区和健康村的建设效果评估通常指健康社区和健康村建设活动对目标人群的知识、态度、行为的直接影响，目标人群的健康状况甚至生活质量是否发生变化，目标人群对健康社区和健康村建设工作理解、满意程度等指标。效果评价和总结通常包括以下过程。

1. 资料收集和整理　完整的档案资料能够展示建设过程的动态变化，便于总结和比较。因此要注意档案资料的收集整理，及时归档保存。要注意以下资料的收集：建设方案、计划、总结；建设过程中出台的规定、制度、文件等；分工协调机制人员名单及分工情况，专兼职人员分工情况；各类会议纪要、培训签到、讲义、简报等；各类健康教育活动会场签到、简报、照片等；健康环境打造后的前后对比等。在整理档案资料时要注意以下问题：一般情况可以先按年份归档，如果有评估标准和细则，要按照标准和细则框架进行分类整理；档案资料要有目录和清单。

2. 技术评估　各地根据实际情况开展技术评估。可结合工作,由市级或区(县)爱卫办组织成立工作组,采取查阅资料、现场考察、问卷调查等方式开展技术评估。常见的评估内容可包括健康社区、健康村建设各项标准的完成情况,促进居民健康的规章制度制定和实施情况,自然环境和人文环境的改善情况,居民对建设工作的知晓率、支持率和满意率,居民健康素养水平提升情况、健康危险行为的干预情况和健康状况改善情况等。

3. 完成总结报告　目的是将整个活动的过程进行汇总、归纳、分析、概括和评价。工作总结应与建设之初制订的工作计划相呼应,从社区概况、采取的工作措施、重点任务完成情况、既定目标实现情况、经验亮点及存在不足等方面进行总结。在工作总结中,应尽可能通过数据性资料的对比直观体现建设前后发生的变化。

4. 提炼典型经验　有时也称为提炼优秀实践案例,是对健康社区建设实证的详细描述,通过对建设活动的总结分析,归纳出来的既有较强普遍性(即代表性和指导性)又有独特个性(即创新性和先进性),且具有推广价值的工作思路和做法,具有创新性、效果显著、具有推广价值等特点。总结提炼典型经验的过程也是寻找亮点、发现差距的过程,有利于改进工作模式、优化工作流程、提升工作成效。

在选取案例时,首先必须是在实际工作中发生的过程性和证据性材料充分的实践活动。其次,还需要考虑所选取的活动是否能体现工作特色,是否解决了实际的健康问题,是否取得了显著的成效。在撰写案例的过程中,尽量引用健康教育或健康促进专业理论对活动的主要内容及具体举措进行阐述,以体现专业性。需要注意的是,典型案例不同于常规的工作总结,在写作体例上一般需要从工作思路、主要做法、取得成效、创新亮点、经验模式等角度分别总结提炼,描述成效时应多引用数据性结果,避免平铺直叙式的文字性描述。

5. 建立长效机制　这是健康社区和健康村建设的关键一步,旨在维持建设成果,促进社区健康教育与促进工作常态化,确保社区居民能持续在有利于健康的政策和环境下生活。社区和村应继续建设阶段的工作机制,持有健康促进理念,持续不断地建设健康支持性环境,开展健康知识普及,改善居民健康状况。

(严丽萍　刘　熹　杨　帆)

## 健 康 学 校

学校健康教育和健康促进是学校卫生工作的重要组成部分。通过学校健康教育和健康促进培养学生的健康意识和健康行为是保证学生全面发展的重要条件,也是提高民族素质的有效途径。在学校中开展健康教育和健康促进活动,不仅对儿童现在的健康幸福发挥作用,而且当这些儿童成长为成人时仍会发生作用。健康学校通过不断加强学校自身能力,以促进健康生活、学习和工作条件。目的是为学生的健康需求提供多层面的支持。

### 一、基本情况

健康学校是世界卫生组织在全球倡导的学校健康新理念,是把有利于发展和促进学生健康的诸多部门联合起来,充分利用学校、社会、环境等各个有利因素作为促进学生健康的资源,改造或消除不利于健康的各种因素,从而形成一个有利于学生知晓健康知识、树立正确健康信念、养成有益于健康的行为习惯和生活方式的学校环境。

健康学校强调通过学校、家长和学校所属社区内所有成员的共同努力,给学生提供完整的、有益的经验和知识结构,包括设置正式和非正式的健康教育课程,制定相关学校健康政策,创造安全的学习环境,动员家庭和更广泛的社区参与,提高师生健康技能,提供合适的健康服务,共同促进师生健康。

## 二、主要指标

### 健康学校覆盖率

1. 定义　健康学校数占辖区内所有中小学数的比例。

2. 计算方法　辖区内中学和小学中健康学校数 / 辖区内所有中学和小学数量之和 × 100%。

3. 口径范围　市域。

4. 数据来源　教育、卫生健康、统计等部门。中小学包括辖区各级各类中小学及中等职业技术学校、特殊教育学校。

## 三、实现路径和方法

健康学校建设是落实健康中国行动、推进健康中国建设的重要抓手之一,按照"属地化管理、自愿参与"的原则开展。健康学校建设工作是一项系统工程,建立"部门协作、学校主责、专业指导"的工作模式和运行机制,并根据师生的主要健康问题及其影响因素,采取具有针对性的综合性干预措施,从而不断提高师生的健康素养和健康水平。在开展建设的过程中,从最初的动员宣传到最后的效果评价,环环相扣,缺一不可。

### (一)准备阶段

1. 启动宣传　在建设健康学校之初就要做好组织宣传发动工作,只有让全校教职工、学生、家长和学校所在社区成员共同参与,才能顺利有效地开展并持续推进。如举办动员会;组织全校培训;通过 LED 屏或宣传栏等展示建设口号、举办主题班会、编印和发放健康学校指导手册及其他有关宣传资料等方式营造氛围。

2. 制订健康学校建设规划和计划　健康学校建设是一项可持续发展的工作,只有纳入学校整体发展规划,才能使健康学校建设工作与学校的长远发展融为一体,确保学校的各项工作体现"健康第一"的理念。在此基础上,分析评估师生主要健康问题及其影响因素,制订具体的健康学校工作计划。

3. 开展需求评估，明确切入点　建设健康学校主要目的是减少或消除影响师生健康的危险因素，改善师生健康状况和提高师生健康素养，创造一个能促进师生健康的校园。要达到这个目的，就必须关注需要被解决的健康问题和师生的健康需求。因此，在建设健康学校的过程中需要进行需求评估。需求评估的常用方法包括定性、定量或两者相结合的方法，如专题小组讨论观察法、问卷调查、文献系统评阅等，学校可根据本校的实际情况来选择。

切入点的选择就是确定优先解决的健康问题和主要健康需求。这些问题是对师生影响最大、迫切需要解决且又有较大的解决可能性的主要健康问题及其影响因素。因此，切入点不仅仅指疾病或生活方式，还可以包括一切与健康相关的问题，如与健康相关的政策、自然环境与社会环境、卫生服务和行为习惯等。

4. 开展基线调查　明确健康学校需要干预的主要健康问题后，就需要确定主要健康问题的分布和影响因素，这时应围绕明确的主要健康问题进行摸底调查，也就是所谓的基线调查。

**（二）实施阶段**

1. 建立组织网络　健康学校应当建立由学校相关负责人牵头的组织网络，保障有关规章制度的贯彻执行，为健康促进学校建设提供所需的人力、物力和财力等各项保障；制订和调整健康学校发展规划及各阶段的实施方案；部署和协调建设工作，明确责任分工；监督、指导和评估各项措施的执行情况等。同时还应搭建由班主任、体育老师等健康教育兼职人员组成的健康学校建设工作网络，以保证各项措施落实到每一个班级、每一名学生。有条件的学校可以建立健康副校长派驻制度。

2. 制定健康的管理制度和措施　为了从根本上保障实现学校健康促进的目标和可持续发展，要将健康学校建设纳入学校中长期发展规划，并建立和完善学校健康的管理制度和措施。学校管理制度的制定要体现"将健康融入所有政策"的理念,并将它作为建设健康学校的根本。常见的学校健康管理制度应当包括学校环境卫生管理、教学卫生管理、健康教育课程、重大传染病和常见病防控、食品安全和饮用水卫生管理、师生健康体检、校园禁烟、视力保护、校园欺凌防治、校园安全管理、网络安全与成瘾预防管理等方面。

3. **建设安全健康的校园环境**　学生学习、生活和娱乐时使用的建筑和设施应有利于保护和促进学生的健康,应坚固安全,远离噪声源,有良好的通风和采光条件。学校建筑环境卫生,教室、宿舍、厕所、运动场所等建筑设计和基本设施配备应符合国家相关标准要求。教室内的课桌椅、黑板、面积、噪声、空气质量、采光、照明等卫生状况应达标,学生的课桌椅应当根据学生的身高来配备。学校环境要整洁优美,绿化美化,实行垃圾分类,无卫生死角。洗手设施充足,教室每日通风换气。重点场所定期清洁消毒。教室、宿舍、食堂、图书馆等重点区域鼠、蚊、蝇、蟑螂的密度达到国家病媒生物密度控制标准。校内食堂、分餐场所和从业人员符合国家食品安全相关规定,为师生提供营养均衡、烹调合理的餐食,避免高盐、高油、高糖饮食;为学生提供合格和足量的饮用水。非寄宿制学校原则上不得在学校内设置出售食品的小卖部、超市、自动售卖机。学校还要确保校园安全,在可能发生危险的地方有明显的安全警示标识,无安全隐患。做好安全防火管理,确保师生安全。学校还应与当地派出所开展警民共建安全校园活动,切实防范外界不利因素对学校的骚扰。校园门口马路上应设置车辆减速带,组织人员做好交通疏导,保证师生交通安全。

4. **完善健康服务**　学校应为师生提供基本卫生保健服务,以保障他们能够全身心地投入教学与学习,促进身心健康发展。配置设施设备完善、符合标准规范的校医院、卫生室或保健室是提供健康服务的重要前提。寄宿制学校或600名学生以上的非寄宿制学校应配备卫生专业技术人员,600名学生以下的非寄宿制学校应配备保健教师或卫生专业技术人员。学校应建立和健全每年一次的师生健康体检制度,及时掌握师生健康情况,一旦发现健康问题及时加以干预和治疗。建立健全传染病和突发公共卫生事件防治责任制,制订学校内传染病疫情处置应急预案,并开展演练。配合开展传染病监测,落实学校疫情防控措施,严格做好新生入学预防接种证查验与查漏补种,开展学校传染病晨(午)检与因病缺课监测。针对学生沙眼、蛔虫病、视力不良、龋齿、贫血、营养不良、超重与肥胖等常见病实施综合防治。配备急救药品、器材和设施,鼓励配备自动体外除颤器。为师生提供心理健康服务,可以将心理健康教育贯穿在学校教育教学活动之中,开设包括心理知识讲座、情境设计、角色扮演、游戏辅导等的专题心理健康教育课或拓展活动课程,营造乐学、合群的良好氛围;设置心理辅导室,进行个体、团体的心理咨询与辅导;为教师营造良好的心理环境,合理安排工作和休闲活动,帮助教师自我维护心理健康。此外,学校还可根据实际情况开展青春期教育、伤害预防控制、脊柱侧弯筛查等服务。

5. 开设健康教育课 健康教育课是健康学校的重要组成部分,它是学生建立健康意识、掌握基本知识和技能、养成卫生习惯和健康行为的途径。《教育部等五部门关于全面加强和改进新时代学校卫生与健康教育工作的意见》提出,要将健康教育内容纳入课程计划,系统设计教学标准、师资配备、评价体系、制度保障,确保健康教育贯穿教育全过程,并落实健康教育教学时间,引导学生主动学习掌握日常锻炼、传染病预防、食品卫生安全、合理膳食、体格检查、心理健康、生长发育、性与生殖健康、心肺复苏、安全避险与应急救护等方面的知识和技能。健康教育课要做到教学计划、教学材料、课时和师资"四到位"。主要载体课程为《体育与健康》,还应与《品德与法治》《思想政治》《科学》等学科的教学内容结合,中学阶段应与《化学》《生物学》等学科教学有机结合。对无法在《体育与健康》等相关课程中渗透的健康教育内容,可以利用综合实践活动和地方课程的时间,采用多种形式向学生传授健康知识和技能。不同年级健康教育课程内容可参考《中小学健康教育指导纲要》。结合学科特点加强对学生健康知识和技能的考查,作为学生综合素质评价的重要内容。

6. 开展健康教育活动  健康学校除了开设健康教育课程外,还可通过多种形式让学生获得健康知识,培养健康态度,学习基本的保健技能,建立科学的健康观,并有效地帮助学生建立有利于健康的行为和生活方式。如组织以健康为主题的班会、队会、团会、专题讲座、文艺表演、夏令营、知识竞赛、绘画比赛、展览等。

7. 营造师生间、同学间相互关怀、信任、友好、和谐、健康的校园氛围能使每个学生的个人优势或特长都得到充分发挥,因此在校园中要积极倡导健康校园文化。学生之间、师生之间要加强沟通,共同制定班规、班级荣誉制度,鼓励彼此共同遵守,营造良好的人际关系,彼此尊重。关爱身体残疾、家庭经济收入低的学生及留守儿童等,为其提供心理支持和生活帮扶,防范校园欺凌和暴力以及体罚、性侵害等事件发生。将"健康"融入学校的校园文化建设,设计寓意健康的校园景观,充分利用校园宣传长廊、电子屏、健康教育宣传栏、黑板报、校报校刊、校园广播、校园网、健康标识等载体传播正确的生命观和健康理念,传承中医药文化,倡导文明健康绿色环保的生活方式。建设无烟学校,建立控烟管理规章制度;要做到校园内(包括建筑物内、操场等室外区域)无吸烟者、无烟蒂;重点区域,如大门、教学楼、实验室、行政楼、会议室、教师办公室、室内运动场、图书室、教职工和学生食堂、接待室、楼道、卫生间等有醒目的禁烟标识;不设置吸烟点,不摆放烟具;禁止烟草广告和变相烟草广告;禁止出售烟草制品;积极开展控烟宣传教育,向学生传授"拒吸第一支烟"、回避二手烟和劝阻他人吸烟的控烟核心知识和技能;掌握师生员工吸烟动态,并对吸烟者进行劝阻。倡导简约适度、绿色低碳生活,引导学生保护生态环境、珍惜水电,爱粮节粮,垃圾分类投放。倡导健康消费理念,积极推广分餐制和公筷制,大力倡导"光盘行动"。

8. 开展社区、家庭共建,家校携手共同促进学生健康  建立多方沟通渠道,动员学校师生、家长、社区及社区医疗卫生服务机构共同参与健康学校建设。通过家长会、家长健康讲座、告家长书等多种形式,提高家长对学生健康的关注,家校携手共同促进学生健康。开展社区共建,参与社区健康建设、健康服务及健康活动;在学校周边不设置网吧;周边经营者不得向未成年人销售烟酒,不销售"三无食品"、超过保质期限食品、腐败变质食品。学校要配合有关部门综合治理学校周围环境、交通环境和治安环境,防止发生师生伤害。

**(三)总结评估阶段**

1. 总结建设工作　从健康学校建设工作启动开始,经过各项建设和干预,学校在各方面取得一定的成效,应定期(至少每年一次)对建设工作进行总结,及时总结经验,发现问题,提出下一步工作建议。

2. 开展效果评价　效果评价主要是指评价健康学校建设是否取得预期效果、目标人群健康相关行为及其影响因素和健康状况的变化情况。按照效果呈现的时间进程划分,可分为近期、中期和远期效果评价。评价的方法可采用定性和定量的方法。评价的内容包括在健康理念的转变、健康政策的制定、健康环境的改善、健康服务的提供、健康素养水平、切入点相关的变化等方面。常用的评价内容及指标举例如下。

(1)健康理念:如老师和学生树立"健康第一"理念的比例提升了多少等。

(2)健康政策:如是否制定了能有效执行的健康政策,学科渗透制度在传播健康知识方面是否真正促使全体教师认真参与,其影响力如何等。

(3)学生人际环境:如分析学校各项活动是否注意到学生的心理健康以及精神状态,学生自尊心是否得到保护,学校各类人员的人际关系等。

(4)健康环境:如安全隐患是否有效减少,减少了多少,提供的保护措施有多少;卫生环境改善情况怎么样;学校建筑面积,教室采光、照明、通风、取暖、课桌椅结构及配置等是否达到标准。

(5)健康服务:如师生的健康体检是否真正实施,参与体检率增加了多少;健康检查的内容及次数;常见病筛检和治疗;身体缺陷的检查和矫治;传染病的预防和监测;心理卫生问题筛检,以及健康咨询和行为指导状况等。

（6）健康素养：如师生健康素养水平改变了多少，知晓率和行为形成率是否有提升等。

（7）主要健康问题（切入点）：主要健康问题干预后与基线调查相比，相关指标数据的改变。

（吴青青）

## 健 康 企 业

健康的劳动力对于地区、国家乃至全球的社会和经济的持续发展极为重要。我国是世界上劳动人口最多的国家。开展工作场所的健康教育与健康促进，提升职业健康工作水平，有效预防和控制职业病危害，切实保障劳动者职业健康权益，对促进经济社会持续健康发展至关重要。健康企业建设是实施工作场所健康教育与健康促进的重要手段和途径。

### 一、基本情况

世界卫生组织认为，工作场所是健康促进的理想场所，能够接触到目标人群，有社会支持，并且具有改善健康和生产能力的经济因素。因此，世界卫生组织强调健康的工作场所对于促进工人及其家庭、朋友、社区以及社会的健康至关重要。工作场所健康促进是指以教育、组织、法规、政策和经济等手段，干预职业场所对健康有害的行为、生活方式和环境，以促进健康；其重点人群是职业人群；健康企业建设为其主要形式。

健康企业是通过不断完善企业管理制度，有效改善企业环境，提升健康管理和服务水平，打造企业健康文化，满足企业员工健康需求，实现企业建设与人的健康协调发展。其目的是增强企业职工身体素质，保障职业健康，提高健康素养，控制影响健康的主要危害因素，降低工作压力，改善企业工作环境，提高劳动生产率，促进企业和经济社会的可持续发展。

## 二、主要指标

**健康企业覆盖率(%)**

1. 定义　健康企业数占辖区内所有大、中型企业数的比例。

2. 计算方法　辖区内大型和中型企业中健康企业数/辖区内所有大型和中型企业数量之和×100%。

3. 口径　市域。

4. 数据来源部门　卫生健康、工业和信息化、工会、统计等部门。

## 三、实现路径和方法

### (一)准备阶段

1. 企业主要健康问题的识别　企业主要健康问题的识别可以来自企业内部和外部。企业管理者可以通过员工职业健康的影响因素调查和分析、员工体检结果和健康风险评估等发现企业员工存在的主要职业健康问题和影响因素。另外,企业的健康问题识别也来自职业卫生监管部门,若监管部门发现企业尚未达到各自行业对职业健康危险因素的相应标准和要求,这些问题也可以成为健康企业建设的关注点。

2. 需求评估　健康企业建设始于需求评估,能为分析企业职工主要健康问题提供重要信息。评估的内容包括卫生服务利用和卫生费用支出、职工健康行为、态度和信念等。健康企业建设需求评估的对象包括企业管理者和普通员工。对于企业管理者,要了解开展健康企业建设的意愿、对企业发展的帮助、是否愿意提供资金等问题;对于普通员工,需要了解他们是否了解健康企业建设的目标和意义、参与意愿、职业健康危险因素,以及对健康的影响、健康素养水平等。在开展需求评估时还应明确以下几点:①开展健康企业建设的目的和动机是什么? ②对企业而言,开展健康企业建设是否符合投资上的成本 - 效益价值? ③企业管理者和普通员工对健康企业建设的支持、需求和感兴趣的程度如何? ④是否可以从企业和其他专业机构获得所需的资源？⑤在实施过程中的关键因素是什么？

3. 设立目标　健康企业确定一个明确的、可预测,且在一定时间和资金限制下能够实现的项目目标非常重要,有助于在一定时间、一定资源的情况下对主要健康问题进行干预,并能充分体现其成效。

### (二)实施阶段

1. 建立组织网络　健康企业应当建立由主要负责人牵头,职业健康、安全、环保、卫生、人力资源、工会、办公室等部门和职工代表等组成的组织网络,负责部署和协调健康企业建设工作,分析讨论企业职工主要健康问题,制订和调整健康企业发展规划及各阶段的实施方案,保障有关规章制度的贯彻执行,为健康企业建设提供所需的人力、物力和财力等各项保障。同时,还应搭建由车间负责人、卫生保健人员等健康教育兼职人员组成的健康企业建设工作网络。有条件的企业可以设立健康总监,也可与当地卫生健康部门合作建立健康副厂长派驻制度。

2. 制订健康企业建设规划和计划　根据已经识别的企业主要健康问题和健康企业建设目标,制订健康企业建设规划,并与企业整体发展融为一体,将健康作为企业可持续发展的重要基石。健康企业建设规划还应从政府、社会和企业等多个层面强化企业的社会责任。在此基础上,分析评估企业职工主要健康问题及其影响因素,制订具体的健康企业工作计划。

3. 建立健全管理制度　健康企业建设要求企业单位运用行政的手段,与职工履行各自对健康的责任,共同维护和促进健康。企业管理者首先要明确自己应当履行的义务,落实与劳动者健康相关的法律法规和标准规范的贯彻执行;也要使员工明白自己享有的权利和必须履行的义务,提高职业病防治意识,维护自身健康。其次是要将健康理念融入用人单位管理运行全过程,建立完善与劳动者健康相关的规章制度。

4. 建设安全健康的工作环境　企业首先应当完善基础设施建设,按照有关标准和要求,为劳动者提供布局合理、设施完善、整洁卫生、绿色环保、舒适优美和人性化的工作生产环境,无卫生死角。要在可能发生危险的地方有明显的安全警示标识,无安全隐患。做好安全防火管理,确保员工安全。完善基本的生活设施,就餐、洗手、生活饮用水、厕所等设施设备符合相关规定要求,布局合理、管理规范、确保安全。做好垃圾分类,按要求开展病媒生物防制工作。其次,企业要致力于改善职业性危害因素。企业的工作及作业环境、设备设施应当符合工效学要求和健康需求。工作场所采光、照明、通风、保温、隔热、隔声、污染物控制等方面符合国家、地方相关标准和要求。尤其是企业在设计、施工、投入生产和使用时要落实好建设项目职业病防护设施"三同时"制度,做好职业病危害预评价、职业病防护设施设计及竣工验收、职业病危害控制效果评价。废气、废水、固体废物排放和贮存、运输、处理符合国家、地方相关标准和要求。同时要通过教育和传播,使员工了解自己所处的环境,可能接触的有害因素以及对健康的可能影响及其控制方法,参与环境和作业方式的改变。再次,企业要逐步完善健康服务设施,鼓励企业依据有关标准设立医务室、紧急救援站等,配备急救箱等设备。企业还要为员工提供免费测量血压、体重、腰围等健康指标的场所和设施。从次,企业要为员工营造一个健康的文化氛围。健康企业要将"健康"融入企业文化建设,关爱员工身心健康,构建和谐、平等、信任、宽容的人文环境,对弱势群体有帮扶措施。采取积极有效措施预防和制止工作场所暴力、歧视和性骚扰等。给员工创造健康的环境与氛围,可以设计寓意健康的企业景观、健康步道等,也可以充分利用宣传长廊、黑板报、健康教育宣传栏、企业报刊、企业网、公众平台等载体传播健康的知识和理念,组织健康相关的社团活动和志愿组织等。给员工提供锻炼和阅读环境,有场地的单位配备锻炼器材和健康读物。最后,健康的企业也是一个无烟的企业。企业全面开展控烟工作,实施工作场所禁止吸烟的措施。做到企业有制度,室内无吸烟者与烟蒂,重点区域有禁烟标志,企业内无烟草广告和促销。

5. 提高员工健康素养水平　采取多种健康教育方法,传播职业健康的有关知识,提高企业员工的预防保健意识,预防职业病及与职业有关疾病的发生,从而达到增进员工身心健康的目的。主要方法有:①上岗前对新工人进行职业安全和职业健康教育。根据企业员工来源、文化素质、从事的不同工种等特点,采取不同的上岗前职业安全和健康知识教育。对文化层次较低、接受新事物较慢、理解能力较差的新工人,要结合他们将要从事的工作的实际情况进行职业安全和健康教育,并要求员工反复练习,不断实践。各项安全生产的操作规程要规范化、制度化,使新员工从开始工作起就养成自觉遵守操作规程的良好习惯,消除由人为因素造成的事故隐患,减少事故的发生。②对于在岗职工,实行分期分批轮训。对于非职业因素的健康教育内容,可充分利用健康讲座、健康咨询、健康知识竞赛、文艺表演、家庭医生签约服务、卫生宣传日活动、科普宣传等载体,开展员工喜闻乐见、形式多样、内容丰富的健康教育活动,使全体员工掌握科学健康观、传染病防治、慢性病防治、安全与急救、基本医疗、健康信息六方面的健康知识。积极倡导"合理膳食、适量运动、戒烟限酒、心理平衡"的健康生活方式与行为,倡导"自觉、快乐、高效"工作模式,营造卫生、整洁、愉悦的工作环境。组织开展职工运动会、健步走、工间操、太极拳、瑜伽、推拿保健等有益身心健康的养生健身活动,鼓励员工积极参与健身锻炼。企业可积极传播健康先进理念和文化,鼓励员工率先树立健康形象,鼓励评选"健康达人",并给予奖励。

6. 提供健康管理与服务  一是开展职业健康监护。企业主要负责人和职业卫生管理人员应当遵守职业病防治法律、法规,依法组织本单位的职业病防治工作,建立健全职业卫生管理制度、操作规程、职业卫生档案和工作场所职业病危害因素监测及评价制度,实施工作场所职业病危害因素日常监测和定期检测、评价,建立、健全职业病危害事故应急救援预案并经常进行演练。优先采用有利于防治职业病和保护劳动者健康的新技术、新工艺、新设备、新材料,对产生严重职业病危害的工作岗位应当设置职业病危害告知卡,对存在或者产生职业病危害的工作场所设置警示标识和中文警示说明,对可能导致急性职业损伤的有毒、有害工作场所应当设置报警装置,配置现场急救用品、冲洗设备、应急撤离通道和必要的泄险区。二是建立健康管理服务体系。建立完善职业健康监护制度,对从事接触职业病危害作业的劳动者进行上岗前、在岗期间和离岗时的职业健康检查,配合做好职业病诊断与鉴定工作,并保护其合法权益。建立健康检查制度,定期组织职工体检,建立员工健康档案,组织开展健康教育与健康促进,实施人群分类健康管理和指导,降低职业病及肥胖、高血压、糖尿病、高脂血症等慢性病患病风险。三是开展常见病预防和心理健康服务。制订防控传染病、食源性疾病等健康危害事件的应急预案,采取切实可行措施,防止疾病传播流行。设立心理健康辅导室,提供心理评估、心理咨询、教育培训等服务。四是落实女员工保护措施。加强对怀孕和哺乳期女职工的关爱和照顾。将妇科和乳腺检查项目纳入女职工健康检查。企业应当根据女职工的需要按规定建立女职工卫生室、孕妇休息室、哺乳室、母婴室等设施。

### (三)总结评估阶段

健康企业建设能够提高员工的健康水平,减少职业病的发生,减少员工缺勤,节省卫生保健费用,并提高企业生产率。设计良好的评估与有效的干预措施同等重要。评价可以分为过程评价和结果评价。过程评价是对健康企业建设实施过程进行监测和监督,了解是否按照设计进行运作,及时发现与解决问题,以便健康企业建设能顺利进行。结果评价主要是判断健康企业建设的目标达成与否,评价的标准有效果和效率等,既包括短期的直接效果,也包括长期的间接效果。

结果评价,也称效果评价,主要评价健康企业建设以后,职业健康危险因素是否消除,劳动者职业健康是否得到改善,企业生产力是否得到提高。主要结果指标包括:①职业健康危险因素指标的改善,比如车间高温缓解、噪声分贝下降,职工吸烟率下降,肥胖或超重比例下降等;②员工健康的改善,比如职工心脑血管疾病的发病率、死亡率等;③企业生产力的改善,比如职工出勤率和离职率、职业病医疗费用是否下降等。

可以通过比较健康企业建设前后结果指标的差异来评价其效果。评价方法包括企业常规资料的收集和问卷调查。通过企业常规资料的收集,包括企业的规章制度、人力资源部门的出勤记录、职工医疗费用支出等方法,初步评价健康企业建设实施后的效果。也可通过设计调查问卷,了解员工对健康企业建设试图改善的职业健康危险因素的知识、态度和行为,以及职业卫生服务的利用和健康状况的改善。如《健康中国行动(2019—2030年)》职业健康保护行动中要求重点行业劳动者对本岗位主要危害及防护知识知晓率≥90%。

此外,经济学评价也是健康企业建设评价的重要组成部分。健康企业建设同时也带来资源的投入和成本的产生,在达到同等职业健康的目标时,如何选择成本最低的干预方案;或者在同样的资源投入下,产出最好的健康结果就显得尤为重要。常见的是成本 - 效果评价和成本 - 效益评价。

(吴青青)

## 【参考文献】

[1] 姚岚.医疗保障学[M].北京:人民卫生出版社,2013.

[2] 郑功成,桂琰.中国特色医疗保障制度改革与高质量发展[J].学术研究,2020,425(4):85-92.

[3] 仇雨临,王昭茜.我国医疗保险制度发展四十年:进程,经验与展望[J].华中师范大学学报:人文社会科学版,2019,58(1):23-30.

[4] 田闻笛.从"碎片化"走向"一体化":中国城乡医疗保险制度改革进路[J].河南社会科学,2019,205(5):109-113.

[5] 王翠琴,李林,薛惠元.改革开放40年中国医疗保障制度改革回顾、评估与展望[J].经济体制改革,2019,214(1):25-31.

[6] 梁鸿,赵德余.中国基本医疗保险制度改革解析[J].复旦学报:社会科学版,2007(1):123-131.

[7] 彭浩然,岳经纶.中国基本医疗保险制度整合:理论争论、实践进展与未来前景[J].学术月刊,2020,618(11):57-67.

[8] 高健,李华,徐英奇.商业医疗保险能缓解城乡居民医保家庭"因病致

贫"吗？大病冲击下的经验证据[J].江西财经大学学报,2019,125
（5）: 83-93.

[9] 应晓华.商业医疗保险:有益补充还是低效选择?[J].中国社会保障,
2019（8）: 87.

[10] 董克用,郭珉江,赵斌."健康中国"目标下完善我国多层次医疗保障
体系的探讨[J].中国卫生政策研究,2019,12（1）: 2-8.

[11] 郑功成.中国医疗保障改革与发展战略:病有所医及其发展路径[J].
东岳论丛,2010,31（10）: 41-47.

[12] 袁恒飞.张伯苓奥林匹克思想研究[D].甘肃:西北师范大学,2021.

[13] 杨桦.改革开放以来我国群众体育的发展演进与思考[J].北京体育
大学学报,2005,28（6）: 721-726.

[14] 新民晚报.经常参加体育锻炼人数增加近50万,上海发布全民健身
发展报告[EB/OL].（2021-06-29）[2021-07-01]. https://xw.qq.com/
cmsid/20210629A0B0PY00.

[15] 刘文强,杨新平.兰州市居民参加体育锻炼调查研究[J].甘肃科技,
2013,29（11）: 74-76.

[16] 俞爱芬,朱银潮,顾素玲.宁波市城区居民体育锻炼影响因素分析[J].
中国初级卫生保健,2007,21（3）: 55-57.

[17] 宋曦.北京市民体育锻炼行为及影响因素研究[D].北京:北京体育
大学,2016.

[18] 国家体育总局.运动健身的五大常见误区[J].健康指南,2015（7）: 57.

[19] 何劲鹏.新农村建设下吉林省农民体育健身工程补偿机制研究[D].
长春:东北师范大学,2010.

[20] 中国标准化研究院.国民经济行业分类:GB/T 4754-2017[S].北京:
中国标准出版社,2017.

[21] 国家统计局.关于印发《统计上大中小微型企业划分办法（2017）》的
通知[EB/OL].（2017-12-28）[2023-10-25]. https://www.stats.gov.cn/

xxgk/tjbz/gjtjbz/202008/t20200811_1782335.html.

[22] 国家统计局,国家工商行政管理总局.关于划分企业登记注册类型的规定[EB/OL].(2011-09-30)[2023-10-25].https://www.stats.gov.cn/sj/tjbz/gjtjbz/202302/t20230213_1902746.html.

[23] 国家卫生健康委.国家卫生健康委办公厅关于公布建设项目职业病危害风险分类管理目录的通知[EB/OL].(2021-03-12)[2023-10-25].http://www.gov.cn/zhengce/zhengceku/2021-03/22/content_5594603.htm.

[24] 中共中央,国务院."健康中国2030"规划纲要[EB/OL].(2016-10-25)[2021-11-30].http://www.gov.cn/zhengce/2016-10/25/content_5124174.htm.

[25] 杜玉开,徐勇,吕军,等."健康中国2030"规划纲要指标解析[M].北京:人民卫生出版社,2018.

[26] 中共中央 国务院关于深化改革加强食品安全工作的意见[EB/OL].(2019-05-09)[2021-11-30].http://www.gov.cn/zhengce/2019-05/20/content_5393212.htm.

[27] 国家卫生健康委.关于印发《食品安全风险监测管理规定》的通知[EB/OL].(2021-11-04)[2021-11-30].http://www.xiushui.gov.cn/xxgk/bmxxgk/scjdglj/spypaq/202111/t20211117_5308795.html.

[28] 国务院办公厅.关于印发健康中国行动组织实施和考核方案的通知[EB/OL].(2019-06-24)[2023-10-21].https://www.gov.cn/zhengce/content/2019-07/15/content_5409499.htm.

[29] 中华人民共和国教育部,国家体育总局《国家学生体质健康标准》委员会.国家学生体质健康标准解读[M].北京:人民教育出版社,2007.

[30] 中华人民共和国教育部.国家学生体质健康标准(2014年修订)[EB/OL].(2014-07-07)[2023-10-21].http://www.moe.gov.cn/s78/A17/twys_left/moe_938/moe_792/s3273/201407/t20140708_171692.html.

[31] 中华人民共和国国务院.中国儿童发展纲要(2021—2030年)[EB/OL].(2021-09-08)[2023-10-21].https://www.gov.cn/gongbao/

content/2021/content_5643262.htm.

［32］新华社.绘制新时代加快推进教育现代化建设教育强国的宏伟蓝图：
教育部负责人就《中国教育现代化2035》和《加快推进教育现代化实
施方案（2018—2022年）》答记者问［J］.师资建设，2019，32（7）：3.

［33］健康中国行动推进委员会.健康中国行动（2019—2030年）［EB/OL］.
（2019-07-09）［2023-10-21］.https：//www.gov.cn/xinwen/2019-07/15/
content_5409694.htm.

［34］武留信，朱玲，陈志恒，等.健康管理蓝皮书：中国健康管理与健康产
业发展报告No.1（2018）［M］.北京：社会科学文献出版社，2018.

［35］国务院关于加快发展养老服务业的若干意见［EB/OL］.（2013-09-13）
［2021-11-19］.http：//www.gov.cn/zwgk/2013/09/13/content_2487704.
htm.

［36］国家卫生计生委，民政部，发展改革委，等.关于推进医疗卫生与养老
服务相结合的指导意见［EB/OL］.（2015-11-20）［2021-11-19］.http：//
www.gov.cn/zhengce/content/2015-11/20/content_10328.htm.

［37］国务院关于印发"十三五"国家老龄事业发展和养老体系建设规划的通
知［EB/OL］.（2017-03-06）［2021-11-19］.http：//www.gov.cn/zhengce/content/
2017-03/06/content_5173930.htm.

［38］新华社.国务院印发《国务院关于实施健康中国行动的意见》
［EB/OL］.（2019-07-15）［2021-11-19］.http：//www.gov.cn/
xinwen/2019-07/15/content_5409565.htm.

［39］新华社.中共中央 国务院印发《国家积极应对人口老龄化中长期规
划》［EB/OL］.（2019-11-21）［2021-11-19］.http：//www.gov.cn/xinwen/
2019-11/21/content_5454347.htm.

［40］民政部关于进一步扩大养老服务供给 促进养老服务消费的实施意
见［EB/OL］.（2019-09-20）［2021-11-19］https：//www.gov.cn/xinwen/
2019-09/23/content_5432462.htm.

[41] 国家卫生健康委,国家发展改革委,教育部,等.关于建立完善老年健康服务体系的指导意见[EB/OL].(2019-11-01)[2021-11-19].http://www.nhc.gov.cn/cms-search/xxgk/getManuscriptXxgk.htm?id=cf0ad12cb0ec4c96b87704fbbeb5bbde.

[42] 中共中央关于制定国民经济和社会发展第十四个五年规划和二〇三五年远景目标的建议[EB/OL].(2020-11-03)[2021-11-19].http://www.gov.cn/zhengce/2020-11/03/content_5556991.htm.

[43] 交通运输部 人力资源社会保障部 国家卫生健康委 中国人民银行 国家铁路局 中国民用航空局 中国国家铁路集团有限公司关于切实解决老年人运用智能技术困难便利老年人日常交通出行的通知[EB/OL].(2020-12-28)[2021-11-19].http://www.gov.cn/zhengce/zhengceku/2020-12/28/content_5574286.htm.

[44] 国家发展改革委,民政部,国家卫生健康委.关于印发《"十四五"积极应对人口老龄化工程和托育建设实施方案》的通知[EB/OL].(2021-06-17)[2021-11-19].http://www.gov.cn/zhengce/zhengceku/2021-06/25/content_5620868.htm.

[45] 中共中央 国务院关于加强新时代老龄工作的意见[EB/OL].(2021-11-18)[2021-11-20].http://www.gov.cn/zhengce/2021-11/24/content_5653181.htm.

[46] 李洪兴,卢永,么鸿雁,等.我国健康村镇建设和评价指南研究[J].中国健康教育,2018,34(12):1142-1145.

[47] 方琼,赵定东.杭州市健康村镇建设的成就与问题[J].创意城市学刊,2020,4(2):45-55.

[48] 刘钟明,潘伟,栗瑞,等.新农村的健康之路:健康村建设的政策设计与初步效果[J].中国卫生政策研究,2015,8(11):21-25.

[49] 莫淳洪,靳娟,张瑛.中国健康村建设的成效和探索[J].现代医药卫生,2016,32(11):1765-1768.

［50］靳娟, 张瑛. 我国健康城市健康村建设的思考［J］. 华南预防医学, 2019, 45（3）: 297-300.

［51］谢剑峰. 坚持城乡一体发展　推进健康镇村建设［J］. 江苏卫生保健, 2012, 14（4）: 24-25.

［52］杨敬宇, 燕武, 宋向嵘, 等. 基于健康传播视角的健康村创建活动研究［J］. 中国社会医学杂志, 2017, 34（6）: 579-581.

［53］田向阳, 程玉兰. 健康教育与健康促进基本理论与实践［M］. 北京: 人民卫生出版社, 2016.

［54］中国健康教育中心. 基层健康教育工作手册: 实用方法与技能［M］. 北京: 中国人口出版社, 2010.

［55］田本淳. 健康教育与健康促进实用方法［M］. 北京: 北京大学医学出版社, 2007.

［56］夏时畅. 健康教育与健康促进实务［M］. 杭州: 浙江科学技术出版社, 2019.

［57］胡伟, 俞敏. 健康促进学校技术指南［M］. 杭州: 浙江科学技术出版社, 2014.

［58］中国健康教育中心. 学校健康促进实践案例精选［M］. 北京: 人民卫生出版社, 2018.

［59］李长宁, 王萍, 卢永. 健康促进学校工作指南及适宜技术［M］. 北京: 人民卫生出版社, 2017.

［60］教育部　发展改革委　财政部　卫生健康委　市场监管总局关于全面加强和改进新时代学校卫生与健康教育工作的意见［EB/OL］.（2021-08-02）［2023-10-21］. https://www.gov.cn/gongbao/content/2021/content_5651736.htm.

［61］马骁. 健康教育学［M］. 北京: 人民卫生出版社, 2012.

［62］米歇尔·P·奥唐奈. 工作场所健康促进［M］. 北京: 化学工业出版社, 2009.

# 第四章

# 健康服务

健康服务是健康城市建设的核心内容之一。新时期健康服务工作围绕"以基层为重点,以改革创新为动力,预防为主,中西医并重,将健康融入所有政策,人民共建共享"的卫生与健康工作方针,既关注前端预防,又关注后端治疗和康复,覆盖全人群全生命周期,主要包括强化覆盖全民的公共卫生服务、提供优质高效的医疗服务、充分发挥中医药独特优势、加强重点人群健康服务等内容。本章参考健康城市评价指标体系,重点阐述精神卫生管理、妇幼健康服务、卫生资源等方面的工作要求。

## 第一节 精神卫生管理

### 一、基本情况

精神卫生又称心理卫生或心理健康,也可以称为精神健康,是健康的重要组成部分。精神卫生的概念有狭义和广义之分。狭义的精神卫生指的是精神疾病的预防、治疗和康复。其内涵主要包括:针对精神疾病发生的原因,采取预防措施,防止精神疾病的发生;建立精神疾病防治网络,做到早发现、早治疗;积极治疗精神疾病患者,促其恢复正常状态,尽量减少因病所致的精神衰退和能力丧失。广义的精神卫生则是指采取一切可行的措施,使人们能够在认知、情绪、行为、人际关系、适应变化等方面保持一种完好状态,最大程度地保障和提高心理健康水平。

当前,我国抑郁症患病率达到 2.1%,焦虑障碍患病率达 4.98%,截至 2017

年年底,全国已登记在册的严重精神障碍患者587万人,个人极端情绪引发的恶性案(事)件时有发生。精神卫生既是重大的公共卫生问题,更是重要的民生问题,现阶段还是较为严重的社会问题,与人民群众的健康福祉息息相关,与经济社会发展紧密相连。当前精神疾病给各国都带来严重的疾病和经济负担。

《"健康中国2030"规划纲要》《健康中国行动(2019—2030年)》《全国社会心理服务体系建设试点工作方案》等均对精神卫生工作提出了明确要求。《"健康中国2030"规划纲要》要求加强心理健康服务体系建设和规范化管理;加大全民心理健康科普宣传力度,提升心理健康素养;加强对抑郁症、焦虑症等常见精神障碍和心理行为问题的干预,加大对重点人群心理问题早期发现和及时干预力度;加强严重精神障碍患者报告登记和救治救助管理;全面推进精神障碍社区康复服务;提高突发事件心理危机的干预能力和水平。《健康中国行动(2019—2030年)》提出到2030年,居民心理健康素养水平提升到30%;失眠现患率、焦虑障碍患病率、抑郁症患病率上升趋势减缓;每10万人口精神科执业(助理)医师达到4.5名;抑郁症治疗率在现有基础上提高80%;登记在册的精神分裂症治疗率达到85%;登记在册的严重精神障碍患者规范管理率达到85%。《全国社会心理服务体系建设试点工作方案》要求将心理健康服务融入社会治理体系、精神文明建设,融入平安中国、健康中国建设,建立健全党政领导、部门协同、社会参与的工作机制,搭建社会心理服务平台,将心理健康服务纳入健康城市评价指标体系,作为健康细胞工程(健康社区、健康学校、健康企业、健康家庭)和基层平安建设的重要内容,基本形成自尊自信、理性平和、积极向上的社会心态,因矛盾突出、生活失意、心态失衡、行为失常等导致的极端案(事)件明显下降。

## 二、主要指标

**严重精神障碍患者规范管理率(%)**

1. 定义　每年按照规范要求进行管理的确诊严重精神障碍患者数占所有登记在册的确诊严重精神障碍患者数的比例。严重精神障碍是指临床表现有幻觉、妄想、严重思维障碍、行为紊乱等精神病性症状,且患者社会生活能力严重受损的一组精神疾病。

2. 计算方法　每年按照规范要求进行管理的确诊严重精神障碍患者数/所有登记在册的确诊严重精神障碍患者数 ×100%。

3. 口径范围　市域。

4. 数据来源部门　卫生健康部门。

### 三、实现路径和方法

#### (一)建立健全组织管理体系

建立健全政府领导、部门合作、社会参与的工作机制,由政府主管领导牵头,综治、宣传、发展改革、教育、公安、民政、司法、财政、人力资源社会保障、文化、卫生健康、食品药品监管、中医药等部门,以及工会、共青团、妇联、残联、老龄办等有关负责同志共同参与,明确部门职责和任务,建立健全部门间交流和协作机制,制订精神卫生综合管理方针、政策、措施,协商解决试点工作中的重点、难点问题,对试点工作开展指导、督促、检查。综治等牵头部门负责日常工作管理,定期召开会议,制订工作规划、年度计划、工作方案,组织落实各项具体防治工作,及时搜集、总结上报信息和典型事例,按照规定上报各种工作报表。成立由精神卫生预防、治疗、康复等方面专家组成的试点工作专家技术指导组,提供政策、技术支持与指导,开展技术培训和质量控制与持续改进。总结试点经验、反思不足,摸索精神卫生综合管理一般规律,构建保障和改善民生以及加强和创新社会管理的精神卫生综合管理体系,发挥示范与指导作用。

#### (二)建立多部门信息整合、交流机制,搭建动态监测网络,将多部门联动及时发现严重精神障碍患者工作常态化,提高严重精神障碍患者检出率

综治、公安、民政、残联、人社、卫健等部门共同建立动态监测网络,认真做好严重精神障碍患者日常发现登记和发病报告工作,定期整理各部门严重精神障碍患者信息,及时反馈、跟进。全市精神卫生医疗机构做好信息报

送工作。同时建立辖区内精神卫生专科机构门诊电子病历系统与省级严重精神障碍信息系统的数据对接与推送工作。各级公安机关结合社区警务工作,通过办理登记、入户调查、走访等方法,发现疑似患者,开展严重精神障碍患者滚动排查,及时录入警务信息,及时通知专业机构诊断、评估。通过对学校、企业等重点部门的健康促进活动,开展严重精神障碍患者筛查,妥善做好严重精神障碍患者信息报送、复核、干预、管理工作。制订并实施严重精神障碍患者检出激励政策。

**(三)提高社区康复机构覆盖率,促进精神障碍患者早日回归社会**

结合基本公共卫生服务项目中严重精神障碍患者管理工作要求,加强随访、个案管理、家属护理教育等工作,提供生活、工作技能培养服务,开展社区精神卫生康复工作。借鉴先进地区社区康复的经验,提高社区康复机构覆盖率。多部门协作创新社区康复模式,开展严重精神障碍患者居家康复,联合人社部门开设精神障碍患者家庭病床,并且通过民政、残联等部门的社会工作者予以协助。

**(四)提高严重精神障碍患者救治、救助水平和治疗率、稳定率,减轻严重精神障碍患者经济负担**

遵循先医保后救助、补助的原则,住院免起付线,按照医保报销和民政、残联等救助政策,确保纳入管理的低收入严重精神障碍患者住院治疗费用政策范围内报销比例不低于90%。

**(五)提升基层卫生服务人员的服务能力**

认真落实《国家卫生健康委办公厅关于精神科从业医师执业注册有关事项的通知》精神,由卫生行政部门组织、专业精神卫生机构主办,分期、分批对基层卫生机构(专/兼职)全科医生开展增加精神科执业范围的培训,保证基层精神卫生从业人员执业合法性,提升基层精神卫生服务能力,满足精神卫生服务需求。

**(六)加强严重精神障碍患者救治救助工作,减少肇事肇祸事件发生**

各级政府将肇事肇祸等严重精神障碍患者救治救助工作纳入当地经济

社会发展规划,制定年度计划和实施方案,加大政策支持和财政投入力度;教育、公安、财政、民政、司法、卫健、残联等部门明确职责,发挥部门作用。理顺当地户籍、外来、流落社会的精神障碍患者的收治管理工作流程。加强肇事肇祸等严重精神障碍患者干预、救助队伍建设。精神卫生医疗机构会同公安部门建设肇事肇祸精神障碍患者收治专用病区,落实建设及日常运转经费。救治费用先通过基本医疗保险、医疗救助等渠道按规定支出,不足部分由各级政府安排专项经费解决。建立简便、高效的费用结算机制。

## (七)探索建立政府多部门协作、专业支撑、社会多元参与的心理健康促进体系

卫生健康行政部门制订精神健康教育计划并实施。依托精神卫生专业机构、基层医疗卫生机构,采用多种宣传手段,扩大宣传教育覆盖范围,普及心理卫生知识,减少大众对精神障碍和心理行为问题的认识误区。精神卫生专业机构开展常见精神障碍的诊断治疗服务,具备开展认知行为治疗、精神分析和家庭结构治疗等技术能力,配备心理治疗人员,开设心理治疗门诊,提供心理卫生服务。鼓励有精神专科特长的中医院采用中医药(民族医药)等传统医学治疗手段和中西医结合的方式,提供心理卫生服务。有条件的监管场所、中小学、劳动密集型企业要建立心理咨询室,配备专兼职心理咨询人员,开展心理咨询和有针对性的心理健康教育服务。依托现有资源建立或完善心理援助热线咨询平台,提供全天候规范服务,包括心理健康教育、咨询、危机干预等免费公共卫生服务。

将心理援助内容纳入政府突发事件应急预案中,组建心理危机干预队伍,包括精神科医师、护士、心理治疗师、社会工作者等,定期开展培训演练,发生突发事件后及时组织开展心理援助。积极探索精神卫生专业社会工作者的培养及使用方式和政府购买社会组织社区康复服务的工作模式,落实强制医疗服务等工作。

（袁　念　刘俊宾）

## 第二节 妇幼健康服务

### 一、基本情况

妇女儿童健康是全民健康的基石,是衡量社会文明进步的标尺,是人类可持续发展的基础和前提,关系到家庭幸福与社会和谐,关系到经济社会可持续发展和民族未来。党和政府历来高度重视妇女儿童健康,将其作为保护妇女儿童权益、促进妇女儿童全面发展的重要基础性工作。新中国成立前,妇幼健康服务能力缺如,广大农村和边远地区缺医少药,孕产妇死亡率高达 1 500/10 万,婴儿死亡率高达 200‰,人均预期寿命仅有 35 岁。新中国成立后,妇女儿童健康水平不断提高,2020 年全国孕产妇死亡率下降到 16.9/10 万,婴儿死亡率下降到 5.4‰,5 岁以下儿童死亡率下降到 7.5‰,妇幼健康主要指标位居全球中高收入国家前列。

随着我国生育政策的调整完善,生育需求逐步释放,高危孕产妇比例有所增加,保障母婴安全压力增大。当前生育全程服务覆盖不够广泛,宫颈癌和乳腺癌高发态势仍未扭转,儿童早期发展亟须加强,妇女儿童健康状况在城乡之间、区域之间还存在差异,妇幼健康服务供给能力有待提高。实施妇幼健康促进行动是保护妇女儿童健康权益,促进妇女儿童全面发展、维护生殖健康的重要举措,有助于从源头和基础上提高国民健康水平。

完善妇幼卫生服务是提高妇幼健康水平的核心手段之一。妇幼卫生服务的内容包括孕前保健、常规孕产期保健、高危妊娠筛查、产后营养、避孕建议、妇女病普查普治、儿童体格生长监测评估、喂养指导、喂养咨询、儿童常见病防治等。《"健康中国 2030" 规划纲要》提出要向孕产妇免费提供生育全过程的基本医疗保健服务;加强出生缺陷综合防治,构建覆盖城乡居民,涵盖孕前、孕期、新生儿各阶段的出生缺陷防治体系;实施健康儿童计划,加强儿童早期发展,加强儿科建设,加大儿童重点疾病防治力度,扩大新生儿疾病筛查,继续开展重点地区儿童营养改善等项目;提高妇女常见病筛查率和早诊早治率;实施妇幼健康和计划生育服务保障工程,提升孕产妇和新生儿危急重症救治能力。《健康中国行动（2019—2030 年）》提出，到 2030 年，婴儿死亡率控制在 5‰ 及以下；5 岁以下儿童死亡率控制在 6‰ 及以下；孕产妇死亡率下降到 12/10 万及以下；产前筛查率达到 80% 及以上；新生儿遗传代谢性疾病筛查率达到 98% 及以上；新生儿听力筛查率达到 90% 及以上；先天性心脏病、唐氏综合征、耳聋、神经管缺陷、地中海贫血等严重出生缺陷得到有效控制；7 岁以下儿童健康管理率达到 90% 以上；农村适龄妇女宫颈癌和乳腺癌筛查覆盖率分别达到 80% 及以上和 90% 及以上。

## 二、主要指标

### （一）儿童健康管理率（%）

1. 定义　年度辖区内接受 1 次及以上随访的 0~6 岁儿童数占年度辖区内 0~6 岁儿童数的百分比。

2. 计算方法　年度辖区内接受 1 次及以上随访的 0~6 岁儿童数 / 年度辖区内 0~6 岁儿童数 ×100%。

3. 口径范围　市域。

4. 数据来源　卫生健康部门。

### （二）孕产妇系统管理率（%）

1. 定义　该地区该统计年度内，按系统管理程序要求，从妊娠至产后 28 天内有过孕早期产前检查和怀孕期间至少 5 次产前检查，新法接生和产后访视的产妇人数占该地区该统计年度内活产数的百分比。

2. 计算方法　辖区内妊娠至产后 28 天内接受规定服务的总人数 / 该地同期年度内的总活产数 ×100%。

3. 口径范围　市域。

4. 数据来源　卫生健康部门。

## 三、实现路径和方法

### （一）孕产保健

1. 提供全方位孕期保健服务　普及产前检查，丰富服务内涵。开设孕前咨询门诊，提供生育力评估和备孕指导，教育群众树立科学孕育观。鼓励助产机构开设孕妇学校,加强孕妇及家属健康教育与健康促进,普及孕育健康知识,提升孕妇健康素养和技能。以《母子健康手册》为载体,免费为孕妇进行 5 次产前检查,推广生育全程医疗保健服务。全面推行妊娠风险分级管理和高危孕产妇专案管理,实现孕产妇风险管理防线前移。全力预防艾滋病、梅毒、乙肝母婴传播。为孕产妇免费提供艾滋病、梅毒、乙肝筛查,为所有发现感染的孕产妇及所生儿童提供预防母婴传播综合干预服务。探索开展孕产期营养、心理等专科服务,加强妊娠糖尿病、妊娠期高血压疾病等专病管理,全方位保障孕产妇身心健康。

2. 全面推广普及住院分娩 持续提高住院分娩率。对农村孕产妇住院分娩进行定额补助,部分地区实现免费住院分娩。不断提高产科服务能力,持续改善产妇分娩体验。大力促进自然分娩,鼓励助产机构开展导乐分娩、分娩陪伴等服务,积极推广分娩镇痛服务。

3. 推进产后保健服务 加强产后访视。国家免费向所有产妇提供产后 1 周访视和产后 42 天检查服务,开展产妇产后保健指导和健康检查,进行母乳喂养和产后避孕指导。推进产后康复。各级医疗机构积极探索开展产后乳腺保健、盆底功能康复等医疗保健服务。支持和鼓励社会办医,规范开展个性化产后康复服务,不断满足人民群众多样化的健康服务需求。加强孕产妇系统管理。逐步建立起系统规范的孕产妇管理制度和服务模式,有效保障孕产妇和新生儿健康。

### (二)儿童保健

1. 提高儿童健康管理水平 加强危重新生儿救治,强化院内产儿科医生产前、产时及产后密切合作,每个分娩现场有 1 名经过新生儿复苏培训的专业人员在场。对早产儿进行专案管理,推动开展早产儿袋鼠式护理工作,改善早产儿生存质量,推广新生儿早期基本保健、新生儿复苏等适宜技术,提高新生儿保健工作水平。加强新生儿访视,指导家长做好新生儿喂养、护理和疾病预防,早期发现异常和疾病,及时处理和就诊。加强 7 岁以下儿童系统管理,结合不同发育阶段特点,为 1 岁以内儿童提供 4 次免费健康检查,为 2 岁和 3 岁儿童每年提供 2 次免费健康检查,为 4~6 岁儿童每年提供 1 次免费健康检查,重点进行体格检查、生长和心理发育评估、听力和视力筛查,为家长进行母乳喂养、辅食添加、意外伤害预防、心理行为发育、口腔保健、常见病防治等健康指导。

2. 加强儿童疾病防治　规范开展免疫接种服务,实施儿童免疫规划,由基层医疗卫生机构免费向辖区儿童提供预防接种服务。科学防治儿童重点疾病,结合国家基本公共卫生服务,开展视力、听力、肢体、智力等残疾以及孤独症的早期筛查。加强儿童近视防控,指导基层医疗卫生机构开展眼保健服务,为 7 岁以下儿童每年免费进行视力检查并建立视力健康档案,进行近视防控知识宣传,提高全社会近视防控意识。加强儿童口腔疾病防治,开展儿童口腔健康教育、健康检查、局部用氟、窝沟封闭等口腔疾病综合干预工作。

3. 改善儿童营养　实施婴幼儿喂养策略,加强婴幼儿科学喂养指导,强化医疗保健人员和儿童养护人婴幼儿科学喂养知识和技能。创新爱婴医院管理,促进医疗机构开展母婴同室和科学母乳喂养指导。加快推进公共场所和用人单位母婴设施建设。加强母乳喂养宣传,在全社会提倡、促进和支持母乳喂养。加强儿童肥胖监测和预防,开展儿童生长发育监测和评价,强化个性化营养指导,引导儿童科学均衡饮食,加强体育锻炼,预防和减少儿童肥胖发生。实施儿童营养综合干预项目,研究开发儿童肥胖预防和干预适宜技术。

4. 促进儿童早期发展　科学推进儿童早期发展工作,规范儿童早期发展示范基地建设。积极推动儿童早期发展均等化,促进儿童早期发展服务进农村、进社区、进家庭,促进儿童体格、心理、认知、情感和社会适应能力的全面发展。

### (三)妇女保健

1. 全面保障妇女健康　开展妇女常见病防治。不断加强妇女常见病筛查工作,妇女常见病筛查率逐步上升。加强妇女常见病防治知识宣传,增强妇女自我保健能力,树立个人是健康第一责任人意识。做好妇女常见疾病治疗随访,完善筛查诊疗衔接机制,保障妇女健康。推进妇女重大疾病防治。实施妇女宫颈癌和乳腺癌筛查项目,不断提高早诊早治率。落实国务院《女职工劳动保护特别规定》,推进用人单位加强对女职工在怀孕、生育、哺乳等特殊生理期的劳动保护,明确女职工禁忌从事劳动范围,改进女职工劳动安全卫生条件,开展女职工劳动安全卫生知识培训。

2. 推进青春期和更年期保健　探索开展青春期保健。将健康教育纳入国家教育体系,在学校和社区大力开展生殖健康、艾滋病防治等知识宣传教育,提高青少年的性与生殖健康水平。鼓励青少年合理膳食和控制体重,积极参加体育运动和社会实践,关注青少年心理健康问题,推进青少年形成积极向上的健康身心状态。鼓励各级妇幼保健机构设置青春期保健门诊,开展青春期保健服务和健康咨询指导。

推广更年期保健。针对更年期妇女的健康需求,开展大众化的健康教育,提供健康咨询和指导。鼓励各级妇幼保健机构设置更年期门诊,促进更年期保健专科建设,为更年期妇女提供健康状况筛查评估,营养、心理、运动咨询指导,激素测定和骨质疏松诊治,盆底功能评估及康复,个体化健康教育等服务,不断提高更年期妇女的生活质量。

### (四)生殖保健

大力推动避孕节育服务均等化。向所有育龄群众免费提供避孕药具发放,加大生殖健康知识宣传和健康教育力度,广泛开展咨询指导,鼓励避孕药具进社区,设置自动发放机,提高避孕节育服务可及性。推进计划生育技术服务转型,广泛提供基本避孕节育服务和生育相关服务。促进生殖保健融入妇女健康管理,以女性健康为中心,完善政策,优化流程。积极推广产后和人工流产后避孕服务,提供系统、规范、温馨的生殖保健服务。提高育龄人群生殖保健意识与能力,保持适宜生育间隔,减少非意愿妊娠。规范不孕不育诊治服务。

### (五)出生缺陷综合防治

1. 全面推进一级预防　加强出生缺陷防治健康教育宣传,积极推进婚前保健服务,实行"一站式"免费婚检。实施孕前优生健康检查项目,为农村计划怀孕夫妇免费提供健康教育、健康检查、风险评估、咨询指导等孕前优生服务。实施增补叶酸预防神经管缺陷项目,免费为生育妇女补服叶酸。

2. **不断加强二级预防**　逐步扩大产前筛查和产前诊断覆盖面,加强人员培训和网络建设,持续推进遗传咨询、医学影像、分子生物、细胞遗传和分子遗传等适宜技术管理和推广。

3. **逐步落实三级预防**　稳步扩大新生儿疾病筛查覆盖面,重点开展苯丙酮尿症、先天性甲状腺功能减退、先天性心脏病和听力障碍筛查。加强出生缺陷救治保障,推动将先天性心脏病、血友病、唇腭裂、尿道下裂、苯丙酮尿症等出生缺陷疾病纳入大病保障范围。实施先天性结构畸形及遗传代谢病救助项目,为结构畸形及多种遗传代谢病患儿提供医疗费用补助。

（吴倩岚　刘俊宾）

## 第三节　卫生资源

卫生资源是在一定社会经济条件下,国家、社会和个人对卫生部门提供的人力、物力、财力的统称,是卫生健康部门为社会及人群提供卫生健康服务的基础。一个国家或地区占有卫生资源的数量和质量,是衡量该国家或地区经济实力、文化水平和卫生健康状况的客观指标。

### 一、基本情况

世界卫生组织将卫生资源分为四个主要部分,即卫生人力、卫生机构、卫生设备和物资供应、卫生知识。卫生人力是指经过不同卫生职业训练,具备一定专业知识和技能,并能提供卫生服务的各类人员。在卫生服务乃至卫生发展过程中,卫生人力资源始终是起决定性作用的资源。卫生机构是指负责和提供卫生服务的组织及场所,它既是卫生资源的一部分,又是管理其他卫生资源的要素,主要包括医疗、卫生、防疫、保健、医学教育、医学科研以及药政、药检等部门。卫生设备和物资是指医疗机构在提供医疗卫生服务(直接或间接)过程中需要消耗的各种资料,包括药品、卫生材料、医疗器械、维修用的设备零件及建筑材料等生产资料,是卫生机构从事卫生活动的物资保证。卫生知识主要包括卫生发展变化中的各种信息、医学情报、数据和资料等。

卫生资源是健康城市建设的支撑。健康城市建设中,卫生资源具体表现在医疗卫生机构总数、床位数、卫生人力数、卫生总费用等。经过长期发展,我国已经建立了由医院、基层医疗卫生机构、专业公共卫生机构等组成的覆盖城乡的医疗卫生服务体系。当前,我国经济社会转型中居民生活方式快速变化,城镇化率不断提高,老年人口快速增加,三孩生育政策的全面放开,都释放了巨量的医疗卫生服务需求。随着医疗保障制度逐步完善,保障水平不断提高,医疗服务需求将进一步释放,医疗卫生资源供给约束与卫生需求不断增长之间的矛盾将持续存在。同时,云计算、物联网、移动互联网、大数据等信息化技术的快速发展,为优化医疗卫生业务流程、提高服务效率提供了条件,必将推动医疗卫生服务模式和管理模式的深刻转变。

《“健康中国2030”规划纲要》提出要完善医疗卫生服务体系,县和市域内基本医疗卫生资源按常住人口和服务半径合理布局,实现人人享有均等化的基本医疗卫生服务。要加强健康人力资源建设,以全科医生为重点加强基层人才队伍建设,完善住院医师与专科医师培养培训制度,强化面向全员的继续医学教育制度,加强全科、儿科、产科、精神科、病理、护理、助产、康复、心理健康等急需紧缺专业人才培养培训,加强药师和中医药健康服务、卫生应急、卫生信息化复合人才队伍建设,加大养老护理员、康复治疗师、心理咨询师等健康人才培养培训力度。《“十四五”优质高效医疗卫生服务体系建设实施方案》(发改社会〔2021〕893号)提出,到2025年,在中央和地方共同努力下,基本建成体系完整、布局合理、分工明确、功能互补、密切协作、运行高效、富有韧性的优质高效整合型医疗卫生服务体系,重大疫情防控救治和突发公共卫生事件应对水平显著提升,国家医学中心、区域医疗中心等重大基地建设取得明显进展,全方位全周期健康服务与保障能力显著增强,中医药服务体系更加健全,努力让广大人民群众就近享有公平可及、系统连续的高质量医疗卫生服务。

## 二、主要指标

### （一）每万人口全科医生数（人/万人）

1. 定义　每万名常住人口拥有的全科医生人数。全科医生数指注册为全科医学专业和取得全科医生培训合格证的执业（助理）医师数之和。

2. 计算方法　年末全科医生数/年末常住人口数 ×10 000。

3. 口径范围　市域。

4. 数据来源　卫生健康部门、统计部门。

### （二）每万人口公共卫生人员数（人/万人）

1. 定义　每万名常住人口拥有的公共卫生工作人员的总数。反映了公共卫生人才要素的配置情况，公共卫生人才规模与人民群众健康服务需求相适应程度，与其他各类人才队伍统筹协调发展程度。

2. 计算方法　年末专业公共卫生机构人员数/同年末常住人口数 ×10 000。专业公共卫生机构包括疾病预防控制中心、专科疾病防治机构、妇幼保健机构、健康教育机构、急救中心/站、采供血机构、卫生监督机构、计划生育技术服务机构。

3. 口径范围　市域。

4. 数据来源　卫生健康部门、统计部门。

### （三）每千人口医疗卫生机构床位数（张/千人）

1. 定义　每千名常住人口拥有的医疗卫生机构床位数。

2. 计算方法　年末医疗卫生机构床位数/年末常住人口数 ×1 000。床位数指年底固定实有床位（非编制床位），包括正规床、简易床、监护床、正在消毒和修理床位、因扩建或大修而停用的床位，不包括产科新生儿床、接产室待产床、库存床、观察床、临时加床和患者家属陪侍床。

3. 口径范围　市域。

4. 数据来源　卫生健康部门、统计部门。

### （四）提供中医药服务的基层医疗卫生机构占比（%）

1. 定义　能够提供中医药服务的基层医疗卫生机构占所有基层医疗

卫生机构（社区卫生服务中心 / 站，乡镇卫生院和村卫生室）的比例。

2. 计算方法　该指标包含两个分指标，将依据不同权重纳入计算。

（1）能够提供中医药服务的社区卫生服务机构、乡镇卫生院 / 所有社区卫生服务机构、乡镇卫生院总数 × 100%。

（2）能够提供中医药服务的村卫生室 / 所有村卫生室总数 × 100%。

参照《关于实施基层中医药服务能力提升工程的意见》（国中医药医政发〔2012〕31 号），提供中医药服务，在社区卫生服务中心和乡镇卫生院，是指配备中医类别医师，配置中医诊疗设备，运用中药饮片等 6 种以上中医药技术方法，开展常见病、多发病基本医疗和预防保健服务；在社区卫生服务站、村卫生室，是指配备中医类别医师或能够按照规定提供中医药服务的临床类别医师、乡村医生，配置中医诊疗设备，运用中药饮片或中医非药物疗法，开展常见病、多发病基本医疗和预防保健服务。

3. 口径范围　市域。

4. 数据来源　卫生健康部门。

### （五）卫生健康支出占财政支出的比重（%）

1. 定义　指本地区卫生健康一般公共预算财政支出占财政支出的比例。

2. 计算方法　卫生健康支出 / 财政支出 × 100%。分子是指政府卫生支出，包含辖区内各级政府用于医疗卫生服务、医疗保障补助、卫生和医疗保障行政管理、人口与计划生育事务性支出等各项事业的经费。

3. 口径范围　市域。

4. 数据来源　统计部门。

## 三、实现路径

### （一）合理确定医疗卫生资源总量

在不同的属地层级实行资源梯度配置，地市级及以下，基本医疗服务和公共卫生资源按照常住人口规模和服务半径合理布局。开展健康城市建设的城市，应综合考虑人口总量、老龄化、城镇化等因素，结合城市床位数的历史变化趋势,确定每千常住人口医疗卫生机构床位数目标。根据功能定位、医疗技术水平、学科发展和群众健康需求,坚持资源共享和阶梯配置,引导医疗机构合理配置适宜设备,逐步提高国产医用设备配置水平,降低医疗成本。加强大型医用设备配置规划和准入管理,严控公立医院超常装备。支持发展专业的医学检验机构和影像机构,逐步建立大型设备共用、共享、共管机制。建立区域医学影像中心,推动建立"基层医疗卫生机构检查、医院诊断"的服务模式,提高基层医学影像服务能力。按照统一规范的标准体系,二级以上医疗机构检验对所有医疗机构开放,推进有条件的地区开展集中检查检验和检查检验结果互认。

**(二)科学布局公立医疗卫生机构**

各级各类公立医院的规划设置要根据地域实际,综合考虑城镇化、人口分布、地理交通环境、疾病谱等因素合理布局。合理控制公立综合性医院的数量和规模,对于需求量大的专科医疗服务,可以根据具体情况设立相应的专科医院。

在地市级区域依据常住人口数,每100万~200万人口设置1~2个地市办三级综合性医院(含中医类医院,地广人稀的地区人口规模可以适当放宽)。其中,每个地市级区域原则上至少设置1个市办中医类医院,暂不具备条件的,可在市办综合医院设置中医科或民族医科室。在地市级区域应根据需要规划设置儿童、精神、妇产、肿瘤、传染病、康复等市办专科医院(含中医类专科医院)。有序引导部分城市区级医院转型为康复、护理、精神、职业病等专科医疗机构。

在县级区域依据常住人口数,原则上设置1个县办综合医院、1个县办中医类医院(含中医医院、中西医结合医院、少数民族医医院等)和1个县办妇幼保健医院。原则上县域常住人口超过100万人的地区,可适当增加县办医院数量;县域常住人口低于10万人口,应整合设置县办医院。民族地区、民族自治地方的县级区域优先设立少数民族医医院。

根据常住人口规模合理配置公立医院床位规模,重在控制床位的过快增长。严格控制公立医院单体（单个执业点）床位规模的不合理增长,新设置的县办综合医院（单个执业点,下同）床位数一般以 600~1 000 张为宜;新设置的地市办综合医院床位数一般以 1 000~1 500 张为宜。专科医院、中医医院的床位规模要根据实际需要合理设置。

### （三）大力发展非公立医疗机构

社会办医院是医疗卫生服务体系不可或缺的重要组成部分,是满足人民群众多层次、多元化医疗服务需求的有效途径。按照每千常住人口不低于 1.5 张床位为社会办医院预留规划空间,同步预留诊疗科目设置和大型医用设备配置空间。放宽举办主体要求,进一步放宽中外合资、合作办医条件,逐步扩大具备条件的境外资本设立独资医疗机构试点。放宽服务领域要求,凡是法律法规没有明令禁入的领域,都要向社会资本开放。优先支持举办非营利性医疗机构。引导社会办医院向高水平、规模化方向发展,发展专业性医院管理集团。支持社会办医院合理配备大型医用设备。加快办理审批手续,对具备相应资质的社会办医院,应按照规定予以批准,简化审批流程,提高审批效率。完善配套支持政策,支持社会办医院纳入医保定点范围,完善规划布局和用地保障,优化投融资引导政策,完善财税价格政策,社会办医院医疗服务价格实行市场调节价。鼓励政府购买社会办医院提供的服务。加强行业监管,保障医疗质量和安全。

### （四）强化基层医疗卫生机构建设

基层医疗卫生机构的主要职责是提供预防、保健、健康教育、计划生育等基本公共卫生服务和常见病、多发病的诊疗服务,以及部分疾病的康复、护理服务,向医院转诊超出自身服务能力的常见病、多发病及危急和疑难重症患者。基层医疗卫生机构主要包括乡镇卫生院、社区卫生服务中心（站）、村卫生室、医务室、门诊部（所）和军队基层卫生机构等。按照所承担的基本任务和功能合理确定基层医疗卫生机构床位规模,重在提升床位质量,提高使用效率。重点加强基层医疗卫生机构护理、康复病床的设置。

乡镇卫生院和社区卫生服务中心负责提供基本公共卫生服务,以及常见病、多发病的诊疗、护理、康复等综合服务,并受县级卫生健康行政部门委托,承担辖区内的公共卫生管理工作,负责对村卫生室、社区卫生服务站的综合管理、技术指导和乡村医生的培训等。乡镇卫生院分为中心乡镇卫生院和一般乡镇卫生院,中心乡镇卫生院除具备一般乡镇卫生院的服务功能外,还应开展普通常见手术等,着重强化医疗服务能力并承担对周边区域内一般乡镇卫生院的技术指导工作。乡镇卫生院、社区卫生服务中心按照乡镇、街道办事处行政区划或一定服务人口进行设置。政府应在每个乡镇办好1所标准化建设的乡镇卫生院,在每个街道办事处范围或每3万~10万居民规划设置1所社区卫生服务中心。城市地区一级和部分二级公立医院可以根据需要,通过结构和功能改造转为社区卫生服务中心。

村卫生室、社区卫生服务站在乡镇卫生院和社区卫生服务中心的统一管理和指导下,承担行政村、居委会范围内人群的基本公共卫生服务和普通常见病、多发病的初级诊治、康复等工作。合理确定村卫生室和社区卫生服务站的配置数量和布局,根据乡镇卫生院、社区卫生服务中心覆盖情况以及服务半径、服务人口等因素合理设置。原则上每个行政村应当设置1个村卫生室。

**(五)强化专业公共卫生机构建设**

专业公共卫生机构是向辖区内提供专业公共卫生服务(主要包括疾病预防控制、健康教育、妇幼保健、精神卫生、急救、采供血、综合监督执法、食品安全风险监测评估与标准管理、计划生育、出生缺陷防治等),并承担相应管理工作的机构,原则上由政府举办。

专业公共卫生机构要按照辖区常住人口数、服务范围、工作量等因素合理设置。县级及以上每个行政区划内原则上只设1个疾病预防控制中心,不再单设其他专病预防控制机构,目前部分地区单设的专病预防控制机构,要逐步整合到疾病预防控制中心。县级及以上政府要根据工作职责,规范卫生健康综合监督执法机构的设置,由其承担卫生健康综合监督执法任务。

市办和县办妇幼保健机构与计划生育技术服务机构原则上应当予以整合,分别成立市办、县办妇幼保健机构。整合乡办计划生育技术服务机构与乡（镇）卫生院的妇幼保健职能。村级保留村卫生室和村计划生育服务室，共享共用。

省级人民政府根据国家有关规定，结合本行政区域人口、医疗资源、临床用血需求等情况规划血站设置，1个城市内不得重复设置血液中心、中心血站。血液中心和中心血站难以覆盖的县可以依托县办综合医院规划设置1个中心血库。

以专业精神卫生机构为主体、综合性医院精神科为辅助、基层医疗卫生机构和精神疾病社区康复机构为基础，建立健全精神卫生服务体系和网络。

以市办急救中心为龙头，县急救中心和院前急救网络医院共同建成比较完善的急救网络，每个地市必须设置1个急救中心（站），在有核电站、核设施、大型核辐射装置的重点省份可以建设核辐射应急救治基地。

**（六）加强卫生人才队伍建设与使用**

1. 人员配备　人才规模应与城市人民群众健康服务需求相适应，城乡和区域医药卫生人才分布趋于合理，各类人才队伍统筹协调发展。加强全科医生和住院医师规范化培训，逐步建立和完善全科医生制度。促进医务人员合理流动，使其在流动中优化配置，充分发挥作用。加强公共卫生人员的专项能力建设。

医院以执业（助理）医师和注册护士配置为重点，以居民卫生服务需求量和医师标准工作量为依据，结合服务人口、经济状况、自然条件等因素配置医生和护士的数量，合理确定医护人员比例。按照医院级别与功能任务的需要确定床位与人员配比，承担临床教学、带教实习、支援基层、援外医疗、应急救援、医学科研等任务的医疗卫生机构可以适当增加人员配置。未达到床护比标准的，原则上不允许扩大床位规模。

基层医疗卫生机构形成统一规范的全科医生培养模式和"首诊在基层"的服务模式，全科医生与城乡居民基本建立比较稳定的服务关系，全科医生服务水平全面提高，基本适应人民群众基本医疗卫生服务需求。原则上按照每千服务人口不少于1名的标准配备乡村医生。每所村卫生室至少有 1 名乡村医生执业。

专业公共卫生机构。各级各类公共卫生人才满足工作需要,疾病预防控制中心人员原则上按照常住人口 1.75/ 万人的比例核定;专业精神卫生机构应当按照区域内人口数及承担的精神卫生防治任务配置公共卫生人员;妇幼保健计划生育机构应当根据当地服务人口、社会需求、交通状况、区域卫生健康事业发展规划以及承担的功能任务等合理配备人员。市、县、乡级妇幼保健计划生育服务机构中卫生技术人员比例应当不低于总人数的80%;血站卫生技术人员数量应当根据年采供血等业务量进行配备;急救中心人员数量应当根据服务人口、年业务量等进行配备。

2. 人才培养　加强卫生人才队伍建设,注重医疗、公共卫生、中医药以及卫生管理人才的培养,制定有利于卫生人才培养使用的政策措施。切实加强医教协同工作,推进院校医学教育与卫生健康行业需求的紧密衔接,加强人才培养的针对性和适应性,提高人才培养质量。建立住院医师和专科医师规范化培训制度,开展助理全科医生培训,推动完善毕业后医学教育体系,培养合格临床医师。以卫生健康人员需求为导向,改革完善继续医学教育制度,提升卫生健康人才队伍整体素质。加快构建以"5+3"(5 年临床医学本科教育 +3 年住院医师规范化培训或 3 年临床医学硕士专业学位研究生教育)为主体、以"3+2"(3 年临床医学专科教育 +2 年助理全科医生培训)为补充的临床医学人才培养体系。

加强以全科医生为重点的基层医疗卫生队伍建设,健全在岗培训制度,鼓励乡村医生参加学历教育。加强政府对医药卫生人才流动的政策引导,推动医药卫生人才向基层流动。制订优惠政策,为农村订单定向免费培养医学生,研究实施基层医疗卫生机构全科医生及县办医院专科特设岗位计划。创造良好的职业发展条件,鼓励和吸引医务人员到基层工作。加强公共卫生人才队伍建设,加强高层次医药卫生人才队伍建设,大力开发护理、儿科、精神科等急需紧缺专门人才。大力支持中医类人才培养。

3. 人才使用　健全以聘用制度和岗位管理制度为主要内容的事业单

位用人机制,完善岗位设置管理,保证专业技术岗位占主体(原则上不低于80%),推行公开招聘和竞聘上岗。健全以岗位职责要求为基础,以品德、能力、业绩为导向,符合卫生人才特点的科学化、社会化评价机制,完善专业技术职称评定制度,促进人才成长发展和合理流动。深化收入分配制度改革,建立以服务质量、服务数量和服务对象满意度为核心、以岗位职责和绩效为基础的考核和激励机制,坚持多劳多得、优绩优酬,人员收入分配重点向关键岗位、业务骨干和做出突出成绩的医药卫生人才倾斜。建立以政府投入为主、用人单位和社会资助为辅的卫生人才队伍建设投入机制,优先保证对人才发展的投入,为医药卫生人才发展提供必要的经费保障。创新公立医院机构编制管理,合理核定公立医院编制总量,并进行动态调整,逐步实行编制备案制,探索多种形式用人机制和政府购买服务方式。

**(七)强化上下联动与分工协作**

建立和完善公立医院、专业公共卫生机构、基层医疗卫生机构以及社会办医院之间的分工协作关系,整合各级各类医疗卫生机构的服务功能,为群众提供系统、连续、全方位的医疗卫生服务。

1. 防治结合　综合性医院及相关专科医院要依托相关科室,与专业公共卫生机构密切合作,承担辖区内一定的公共卫生任务和对基层医疗卫生机构的业务指导。建立医疗机构承担公共卫生任务的补偿机制和服务购买机制。进一步加强基层医疗卫生机构队伍建设,拓展基层医疗卫生机构的功能,确保各项公共卫生任务落实到位。充分发挥中医药在公共卫生中的作用,积极发展中医预防保健服务。专业公共卫生机构要对公立医院、基层医疗卫生机构和社会办医院开展公共卫生服务加强指导、培训和考核,建立信息共享与互联互通等协作机制。

2. 上下联动　建立并完善分级诊疗模式,逐步实现基层首诊、双向转诊、上下联动、急慢分治。以形成分级诊疗秩序为目标,积极探索科学有效的医联体和远程医疗等多种方式。充分利用信息化手段,促进优质医疗资源纵向流动,建立医院与基层医疗卫生机构之间共享诊疗信息、开展远程医疗服务和教学培训的信息渠道。

控制公立医院普通门诊规模,支持和引导患者优先到基层医疗卫生机构就诊,由基层医疗卫生机构逐步承担公立医院的普通门诊、康复和护理等服务。推动全科医生、家庭医生责任制,逐步实现签约服务。鼓励有条件的地区通过合作、托管、重组等多种方式,促进医疗资源合理配置。探索县域一体化管理。推进乡镇卫生院和村卫生室一体化。

公立医院要通过技术支持、人员培训、管理指导等多种方式,帮扶和指导与之建立分工协作关系的基层医疗卫生机构,提高其服务能力和水平。允许公立医院医师多点执业,促进优质医疗资源下沉到基层。建立区域在线预约挂号平台,公立医院向基层医疗卫生机构提供转诊预约挂号服务,对基层医疗卫生机构转诊患者优先安排诊疗和住院;将恢复期需要康复的患者或慢性病患者转诊到患者就近的基层医疗卫生机构。

完善治疗-康复-长期护理服务链,发展和加强康复、老年、长期护理、慢性病管理、临终关怀等接续性医疗机构,建立急慢分治的制度,提高公立医院医疗资源利用效率。

3. 中西医并重　坚持中西医并重方针,以积极、科学、合理、高效为原则,做好中医医疗服务资源配置。充分发挥中医医疗预防保健特色优势,不断完善中医医疗机构、基层中医药服务提供机构和其他中医药服务提供机构共同组成的中医医疗服务体系,加快中医医疗机构建设与发展,加强综合医院、专科医院中医临床科室和中药房设置,增强中医科室服务能力。加强中西医临床协作,整合资源,强强联合,优势互补,协同协作,提高重大疑难病、急危重症临床疗效。统筹用好中西医两方面资源,提升基层西医和中医两种手段综合服务能力。

4. 多元发展　加强社会办医疗机构与公立医疗卫生机构的协同发展,提高医疗卫生资源的整体效率。社会力量可以直接投向资源稀缺及满足多元需求的服务领域,也可以多种形式参与国有企业所办医疗机构等部分公立医院改制重组。鼓励公立医院与社会力量以合资合作的方式共同举办新的非营利性医疗机构,满足群众多层次医疗服务需求。鼓励社会力量举办中医类专科医院、康复医院、护理院(站),以及口腔疾病、老年病和慢性病等诊疗机构。鼓励药品经营企业举办中医坐堂医诊所,鼓励有资质的中医专业技术人员特别是名老中医开办中医诊所。允许医师多点执业。支持社会办医疗机构加强重点专科建设,引进和培养人才,提升学术地位,加快实现与医疗保障机构、公立医疗机构等信息系统的互联互通。政府通过购买服务等方式,鼓励和支持社会力量参与公共卫生工作,并加强技术指导和监督管理。

5. 医养结合 推进医疗机构与养老机构等加强合作。建立健全医疗机构与养老机构之间的业务协作机制,鼓励开通养老机构与医疗机构的预约就诊绿色通道,协同做好老年人慢性病管理和康复护理。支持有条件的医疗机构设置养老床位。推动二级以上医院与老年病医院、老年护理院、康复疗养机构、养老机构内设医疗机构等之间的转诊与合作。支持有条件的养老机构设置医疗机构。统筹医疗服务与养老服务资源,合理布局养老机构与老年病医院、老年护理院、康复疗养机构等,研究制订老年康复、护理服务体系专项规划,形成规模适宜、功能互补、安全便捷的健康养老服务网络。发展社区健康养老服务,提高社区卫生服务机构为老年人提供日常护理、慢性病管理、康复、健康教育和咨询、中医养生保健等服务的能力,鼓励医疗机构将护理服务延伸至居民家庭。推动开展远程服务和移动医疗,逐步丰富和完善服务内容及方式,做好上门巡诊等健康延伸服务。

## 【案例】苏州市实施医疗卫生资源补缺补短"123"行动

### 一、工作背景

"十二五"期间,苏州市完成了市中医院迁建,市立医院本部门诊楼、苏州大学附属第一医院平江总院一期、苏州大学附属儿童医院园区总院等重点基本建设项目,医疗服务体系初步完善,一定程度缓解了看病难问题。但随着经济社会的快速发展、"一核四城"新架构、疾病谱的变化和市民健康需求的日益增长,医疗卫生服务体系短板问题日益凸显,主要在空间、功能、发展、基层等方面呈现明显不足,具体表现为以下几点。

一是空间型短板。吴中区太湖新城板块缺少三级综合医院,不利于太湖新城高水平集聚开发和功能完善。二是功能型短板。目前尚无三级妇幼保健院、三级康复医院和肿瘤医院,医疗服务体系尚不健全。三是发展型短板。苏州大学各附属医院由于体制原因,建设发展投入机制上存在政策性短板。市疾控中心和市中心血站等专业公共卫生机构业务用房长期短缺,制约了业务向纵深发展。四是基层型短板。部分地区基层卫生服务机构由于多种原因,布局不合理,部分街道尚未设置社区卫生服务中心,服务能力和水平达不到省级建设标准。

## 二、主要做法

2018年2月,苏州市出台了《苏州市医疗卫生资源补缺补短"123"方案》,细化建设方案。

### (一)迁建苏州市疾病预防控制中心

新型冠状病毒感染疫情以前,市委、市政府确定了迁建苏州市疾病预防控制中心,更加体现了预防为主方针、健康优先理念的落实。新址将瞄准整合型、创新型、智慧型,面向未来,建设疾控业务中心、发展研究中心、苏州市健康教育馆、苏州市生物样本库(国家基因库苏州库)、公共卫生医师规范化培训基地五大核心功能区。新的疾病预防控制中心于2023年投入使用后,建设整合型检验中心,实现区域公共卫生检验检测资源共享;建设苏南地区首家生物安全三级实验室,提升苏州新发再发传染病和突发公共卫生事件应急处置能力;建设健康大数据研究中心,建立精准的人群队列,实现公共卫生的精准投放;扩大苏州市生物样本库,建设"精准预防联合创新中心",推动苏州健康产业发展。建设国家公共卫生医师规范化培训基地,着力培养基层公共卫生专业人才;建设市民健康综合体验馆和多媒体健康传播中心,助推居民健康素养水平的提升。

### （二）新建苏州市妇幼保健院和太湖新城医院

在苏州市区北部,选址建设一所市属三级妇幼保健院,弥补无三级妇幼保健院的体系不足,促进医疗救治水平特别是危重症抢救能力的提高。在苏州市区南部太湖新城新建一所三级甲等综合医院,重点发展肿瘤特色专科。

### （三）提升医疗卫生服务能力及配置标准水平

一是提升苏州大学各附属医院区域服务能力水平。突破省属医院、部属医院体制限制,从城市健康角度出发,加大市级财政投入力度,推进苏州大学附属第一医院总院二期建设;加快苏州大学附属第二医院新区医院建设;统筹各方资源、探索对儿科等紧缺专业人才在培养、招聘上的倾斜政策,加大扶持力度。二是提升市属医院专科特色水平。在科学分析现有学(专)科能力水平的基础上,按照整体推进、错位发展、优化服务的原则,优化整合现有资源,做强做大市属医院,提高城市首位度。建设市康复医院,加强身心功能康复治疗学科建设;弘扬吴门医派,推进市中医医院二期建设;继续做强全市有影响的优势专科,错位发展心理卫生、眼耳鼻喉、口腔等薄弱专科,提升心血管科、神经内科、呼吸科等常见病、多发病的诊治服务能力。三是提升公共卫生和基层卫生服务机构配置标准与发展水平。加强中心血站建设,进一步完善基层基本公共功能配置,全面提升乡镇卫生院、社区卫生服务机构的标准化建设水平。

## 三、主要成效

### （一）市级医疗机构建设取得新突破

迁建市疾病预防控制中心,新建市太湖新城医院、市妇幼保健院、市立医院康复医疗中心、市转化医学中心、市急救中心和市儿童健康发展中心,重建市立医院8号楼,建设市中医院二期、苏州大学附属第一医院二期。上述10个市级重点项目,总建筑面积120.23万平方米,总投资111.91亿元。

## （二）现代医疗服务体系日益完善

通过重点加强市级医疗机构的建设，进一步优化完善全市医疗资源要素配置，实现"三提升一适宜"（即总床位数、社会办医床位数、基层机构床位数提升，公立医院床位规模保持适宜）、"三加强一健全"（即加强苏州大学附属医院、市属医院、社区卫生，健全急慢分治的医疗卫生服务体系）的目标，基本建成与苏州经济社会发展水平相适应、与居民健康需求相匹配，布局合理、功能完善、优质高效的现代医疗卫生服务体系。

### 四、经验与启示

一是领导重视。成立了由市政府主要领导任组长，常务副市长、分管副市长任副组长，市政府秘书长、分管秘书长，以及市卫生健康、编办、发改、资规、住建、财政、人社等部门和各市、区政府（管委会）主要负责人为成员的市医疗卫生资源补缺补短"123"方案实施领导小组，负责重大事项的决策，统筹推进医疗卫生资源的优化配置。

二是部门协作。领导小组各成员部门根据各自职责，主动做好医疗卫生资源补缺补短中涉及的规划调整、项目论证和立项、资金保障等工作，研究制订重点任务及分步实施计划，协调加快项目实施进度。

三是重点推进。医疗卫生资源补缺补短是一项系统工程，通过重点推进市级十个重点项目的建设，起到了很好的带头示范作用，为补缺补短"123"建设方案全面落地创造了良好的条件。

（刘俊宾）

## 【参考文献】

[1] 粟克清,孙秀丽,张勇,等.中国精神卫生服务及其政策:对1949—2009的回顾与未来10年的展望[C]//中华医学会精神病学分会全国学术会议,2011.

［2］栗克清.中国精神卫生工作回顾与展望［J］.医学研究与教育,2012,
　　29（2）:1-11.

［3］史晨辉,马宁,王立英,等.中国精神卫生资源状况分析［J］.中国卫生
　　政策研究,2019（2）:51-57.

［4］陈润滋,吴霞民,马宁.中国2009—2019年的精神卫生政策与实施
　　［J］.中国心理卫生杂志,2020,34（7）:555-560.

［5］张进.陆林:疫情后中国精神卫生事业的挑战和机遇［J］.中国改革,
　　2020,（6）:61-64.

［6］吕红平.精神卫生:一个值得高度关注的健康问题［J］.人口与健康,
　　2019（11）:23-26.

［7］齐秀芳,王建军,赵瑞申,等.国外社区精神卫生服务模式特点及思考
　　［J］.中国社区医师,2020,36（22）:9-10.

［8］国家卫生健康委员会.精神卫生:加强我们的应对活动［EB/
　　OL］.（2015-01-09）［2021-07-10］. http://www.nhc.gov.cn/wjw/
　　xlws/201508/1512c3b9d833438494d735fbd8b71308.shtml.

［9］国务院办公厅.全国精神卫生工作规划（2015—2020年）［EB/OL］.
　　（2015-06-18）［2021-06-30］. http://www.gov.cn/zhengce/content/2015-
　　06/18/content_9860.htm.

［10］国家卫生计生委,中宣部,中央综治办,等.关于加强心理健康服务的
　　　指导意见［EB/OL］.（2017-01-19）［2021-06-30］. http://www.nhc.gov.
　　　cn/jkj/s5888/201701/6a5193c6a8c544e59735389f31c971d5.shtml.

［11］国家卫生健康委,中央政法委,中宣部,等.关于印发全国社会心理服
　　　务体系建设试点工作方案的通知［EB/OL］.（2018-12-04）［2021-06-
　　　30］. http://www.nhc.gov.cn/jkj/s5888/201812/f305fa5ec9794621882b8be
　　　bf1090ad9.shtml.

［12］World Health Organization. Guidance on community mental health
　　　services Promoting person-centred and rights-based approaches［EB/

OL].（2021-06-09）［2021-06-30］. https：//www.who.int/publications/i/item/9789240025707.

［13］健康中国行动推进委员会办公室.健康中国行动文件汇编［M］.北京：人民卫生出版社，2019.

［14］国家卫生健康委员会.中国妇幼健康事业发展报告（2019）［EB/OL］.（2019-05-27）［2021-07-15］. http：//www.nhc.gov.cn/fys/s7901/201905/bbd8e2134a7e47958c5c9ef032e1dfa2.shtml.

［15］国家卫生健康委员会.健康儿童行动计划（2021—2025 年）［EB/OL］.（2021-11-05）［2022-02-15］. http：//www.nhc.gov.cn/fys/s3585/202111/554a64ff0eff4971a37db413a00083a6.shtml.

［16］国家卫生健康委员会.母婴安全行动计划（2018—2020 年）［EB/OL］.（2018-05-03）［2021-07-15］. http：//www.nhc.gov.cn/fys/s3581/201805/7e002ad138a3489b9799ca18b09e3244.shtml.

［17］袁文兴，张伶俐，刘颖，等.2001—2010 年我国"两纲"妇幼卫生主要指标完成情况［J］.中国妇幼保健，2012，27（34）：5447-5450.

［18］于莹莹，尚思宇，祝丽玲.2007—2017 年我国妇幼卫生状况分析［J］.中国卫生产业，17（17）：4.

［19］张悠然，张会，陈晓云，等.中国 1990—2013 年妇幼卫生政策进程系统评价［J］.中国公共卫生，2014（5）：674-676.

［20］全国人民代表大会常务委员会.中华人民共和国母婴保健法［EB/OL］.（2017-11-28）［2021-07-15］. http：//www.npc.gov.cn/npc/c30834/201711/c912f8bedb7945ccbbaca790cb19955c.shtml.

［21］蔡亚平，邓学良，龙章忠.我国卫生资源的发展历程及问题思考［J］.南华大学学报：社会科学版，2001，2（4）：99-102.

［22］国务院办公厅.全国医疗卫生服务体系规划纲要（2015—2020 年）［EB/OL］.（2015-03-30）［2021-07-30］. http：//www.gov.cn/zhengce/content/2015-03/30/content_9560.htm.

［23］国家卫生健康委员会.2020年我国卫生健康事业发展统计公报［EB/OL］.（2021-07-13）［2021-07-30］.http://www.nhc.gov.cn/guihuaxxs/s10743/202107/af8a9c98453c4d9593e07895ae0493c8.shtml.

［24］国家卫生健康委员会.2019中国卫生健康统计年鉴［EB/OL］.（2020-06-16）［2021-07-30］.http://www.nhc.gov.cn/mohwsbwstjxxzx/tjtjnj/202106/04bd2ba9592f4a70b78d80ea50bfe96e.shtml.

［25］国家卫生健康委员会.“十三五”全国卫生计生人才发展规划［EB/OL］.（2017-01-04）［2021-07-30］.http://www.nhc.gov.cn/renshi/s3573/201701/0f72e6ee8af444d5b42a431e9fe03ecb.shtml.

［26］董志勇,赵晨晓.“新医改”十年:我国医疗卫生事业发展成就、困境与路径选择［J］.改革,2020（9）:149-159.

［27］伍晓玲,饶克勤.80年代以来我国卫生资源发展简况［J］.中国卫生经济,2001,20（11）:38-41.

［28］夏新斌.科学发展观与城乡卫生资源统筹发展:建国60年我国卫生事业发展战略反思［J］.卫生经济研究,2009（10）:5-7.

［29］彭勋,刘鸿君,胡建平.论我国卫生资源发展与分配导向［J］.中国卫生事业管理,1992（9）:3.

［30］李金林,李鲁,王红妹.我国卫生人力资源发展变迁［J］.中华医院管理杂志,2008,24（9）:612-616.

［31］国家发展改革委.关于印发《“十四五”优质高效医疗卫生服务体系建设实施方案》的通知［EB/OL］.（2021-07-01）［2021-12-25］.https://www.ndrc.gov.cn/xwdt/tzgg/202107/t20210701_1285213.html?code=&state=123.

［32］国家卫生健康委.国家卫生健康委关于印发医疗机构设置规划指导原则（2021—2025年）的通知［EB/OL］.（2022-01-29）［2022-02-24］.http://www.nhc.gov.cn/yzygj/s3594q/202201/2156670fb665406ea98f9c1a6329954d.shtml.

# 第五章

# 健康文化

健康文化是中华文化的重要组成部分,是以协调人与自然和疾病斗争为核心,在防治疾病、维护和增进健康的实践过程中所形成的精神成果与物质成果的总和。健康文化建设是健康城市建设的重要内容,健康文化建设的核心,一是要传承传统的健康文化,加强对传统健康文化思想价值的挖掘,赋予其新的时代内涵,移风易俗,改变那些落后的不健康的生活习惯,建立公众良好的生活方式,不断引导人民群众树立科学的健康观,提升健康素养,做自己健康的第一责任人;二是要不断动员媒体和公众,积极参与健康文化的建设,传播健康正能量,宣传普及健康的科学信息、建设以及营造有利于健康的物质和文化环境,营造健康氛围,促进整个社会健康文化水平的提升。本章参考健康城市评价指标体系,重点阐述健康素养、控制吸烟行为、科学健身和健康氛围等方面的工作要求。

## 第一节　健康素养

### 一、基本情况

健康素养是指个体获取、处理和理解基本健康信息与服务,并运用所获信息和服务维护和促进个体健康的能力。健康素养涵盖基本健康知识与理念、健康生活方式与行为、基本健康技能三个方面。世界卫生组织指出,健康素养是健康的重要影响因素,与生命质量、健康预期寿命呈正相关,是人群健康状况的一项较强的预测指标,是减少健康不公平、降低社会成本的重要策略和措施,是健康促进的重要行动和目标。

20世纪初,我国健康教育工作者积极引入国际健康素养概念,结合我国实际研制出我国居民健康素养评价指标体系,2008年1月,卫生部第3号公告发布《中国公民健康素养——基本知识与技能(试行)》(以下简称"健康素养66条"),这是我国健康教育领域发布的第一个政府公告,也是世界上第一份界定公民健康素养的政府文件。2009年,健康素养66条成为国家基本公共服务健康教育项目的重要内容,在城乡基层医疗卫生机构普遍实施。2012年,健康素养指标被纳入《国家基本公共服务体系建设"十二五"规划》和《卫生事业发展"十二五"规划》,成为一项衡量国家基本公共服务水平和人民群众健康水平的重要指标。2014年开始,陆续作为国家卫生城市、国家文明城区、国家健康县区、国家慢性病防治示范区等建设指标。2015年开始纳入国务院深化医药卫生体制改革监测指标。2016年,健康素养水平被列为《"健康中国2030"规划纲要》的主要发展指标。2022年,中国城乡居民健康素养水平达到27.78%,比2012年的8.80%提升了18.98个百分点。

一个人的健康素养不是与生俱来的,而是需要后天涵养和培育的。国内外众多的研究表明,健康素养高的人更愿意关注健康信息,具备较高的健康知识水平,同时,日常生活中更加自律,更加注意养成合理膳食、科学运动、不吸烟、不酗酒等良好生活习惯,也更加注重情绪调节,让自己努力保持开心、愉快的状态。因此,具备高水平的健康素养,不仅可以让一个人不生病、少生病、晚生病;而且即使生病后,对其后期的康复及生活和生命质量也会发挥巨大的作用。对一个城市和地区而言,人群健康素养水平高,也有利于政府各项健康公共政策的有效落实,对整个健康城市建设也将发挥着至关重要的作用。实施连续监测,动态了解居民健康素养水平,可以为科学评价健康城市建设和辖区健康教育与健康促进规划的实施提供依据。

## 二、主要指标

### 居民健康素养水平

1. 定义　具备基本健康素养居民占所有居民的比例。判定个体具备基本健康素养的标准为:《全国居民健康素养监测调查问卷》得分达到总分80% 及以上。

结合健康教育知 - 信 - 行理论,将健康素养划分为 3 个方面,即基本健康知识和理念、健康生活方式与行为、基本技能。结合主要公共卫生问题,将健康素养划分为 6 类健康问题素养,即科学健康观素养、传染病防治素养、慢性病防治素养、安全与急救素养、基本医疗素养和健康信息素养。

健康素养监测结束后,经过数据处理与分析,可以计算出监测地区居民健康素养总体水平,以及健康素养三个维度和六类主要公共卫生问题的素养水平。

2. 计算方法　调查居民中具备基本健康素养的人数 / 调查居民总人数 × 100%。

3. 口径范围　市域。

4. 数据来源部门　卫生健康部门。

## 三、实现路径和方法

健康素养提升是增进全民健康和可持续发展的基础和前提,要全面推进全社会健康教育与健康促进,大力倡导"每个人是自己健康第一责任人"的理念,让健康生活方式成为全社会的价值认同和共同行动。

### (一)加强健康教育制度建设,强化全社会健康教育工作的责任

各级人民政府要加强健康教育工作体系,建立医疗卫生、教育、体育、宣传等机构,基层群众性自治组织和社会组织共同开展健康教育的工作机制。加强健康教育专业机构和能力建设,完善医院、社区、机关、企事业单位、学校和媒体等相关机构协同的健康教育网络,加强健康教育的规范化管理。

加强健康教育工作及其专业人才培养,建立健康知识和技能核心信息发布制度,向公众提供科学、准确的健康信息。要加强健康教育与健康促进的经费投入,建立健康教育展示馆、健康一条街、健康主题公园等健康教育基地,组建跨部门、多学科的健康教育智库,建立居民健康素养基本知识和技能传播资源库,提高健康教育的针对性、精准性和实效性。

新闻媒体要主动开展健康知识的公益宣传。要不断创新健康传播的方法,打造权威、有影响力的宣传平台,健康知识的宣传要科学、准确。教育部门要将健康教育纳入国民教育体系。学校应当利用多种形式实施健康教育,普及健康知识、科学健身知识、急救知识和技能,提高学生主动防病的意识,培养学生良好的卫生习惯和健康的行为习惯,减少、改善学生近视、肥胖等不良健康状况。学校应当按照规定开设体育与健康课程,组织学生开展广播体操、眼保健操、体能锻炼等活动。学校应按照规定配备校医,建立和完善卫生室、保健室等。

医疗卫生机构要深入开展健康教育和健康促进工作,探索建立医生及医疗机构健康教育激励机制,发挥健康教育主阵地的作用。建立医疗机构健康教育工作制度,促进医疗卫生人员在提供医疗卫生服务时,对患者开展健康教育。建立各级各类健康素养传播专家团队和健康科普专家库,通过举办健康教育相关知识和技能培训班、开展健康科普传播大赛、策划主题健康传播活动等多种形式,不断提升健康教育和健康传播队伍的科普能力。

**(二)贯彻落实国家重点工作,广泛开展健康教育与健康促进活动**

健康素养提升是一个系统工程,是全社会的责任,因此,强化本市各级政府、各部门、各社会组织对健康教育的责任意识,广泛开展全民健康教育与健康促进活动。将促进居民健康素养提升纳入各区县中长期发展规划,将维护职工健康利益作为各社会单位首要责任,切实发挥社会组织作用,提高全社会对健康的关注和促进。以实施"将健康融入所有政策"为出发点,深入推进国家健康县区、全国慢性病综合防治示范区建设。以宣传推广健康素养为目标,贯彻落实健康中国行、"全民健康素养促进行动规划"。以提升慢性病综合防治水平、促进居民健康行为为目的,推进"三减三健""全民健康生活方式行动"。贯彻落实国家基本公共卫生服务项目,推动基层社区卫生服务机构高质量完成五项健康教育服务任务,高水平服务辖区居民健康素养提升。

### (三)结合健康细胞工程建设,助推公民健康素养提升

以场所为基础开展健康促进活动,体现了关爱生命全周期的理念,更是"将健康融入所有政策"和"全民健康　共建共享"的实践。在开展健康促进场所建设的过程中,都有明确的目标人群,可以进行有针对性的健康评估,根据评估出来的具体场所人群存在的健康问题,制定健康干预策略和措施,有针对性地开展健康素养促进活动,可以起到非常好的效果。要在幼儿园、学校、医院、机关和企事业单位深入开展健康促进场所建设,广泛宣传"每个人是自己健康第一责任人""我的健康我做主"的理念,结合各场所人群的健康特点,强化广大群众自我健康管理意识,提高健康行动参与率,普及和推广文明健康、绿色环保的生活方式。

### (四)利用多种途径多种方式,广泛开展健康素养传播活动

健康素养提升不是一蹴而就的事情,需要持续不断、常态化地进行。卫生宣传日是相关组织针对公众存在的重点健康问题制定的特殊纪念日期。每个月都有针对不同主题的卫生和健康宣传日。在重点卫生日(月或周),针对某个重点健康问题或防病主题,开展相关知识和内容的宣传,向公众集中、高频率、多途径开展主题宣传活动,呼吁公众对重点健康问题及相关的内容,进行关注和重视,以不断提升预防和控制该健康问题的能力。我国全年有80多个主题卫生日、周或月;以这些重点卫生日为契机,是开展健康素养促进的有利时机。此外,我国一些特色的传统节假日,如春节、中秋、端午、重阳,甚至二十四节气,寒暑假、学期开学和结束等,都和人们的健康有一定的联系,利用这些时间节点,对重点人群和重点问题开展有针对性的宣传,可以及时满足公众的健康需求,起到很重要的健康提示

作用。

此外,相关部门也可以针对某个健康主题,策划专题健康素养推广活动。重视新闻媒体在健康传播中的作用。与大众媒体建立长期协作机制,充分发挥传统媒体和新媒体的作用,通过设立健康专栏和开办专题节目等方式,积极建设和规范各类广播电视等健康栏目,充分利用电视、网络、广播、报刊、手机等媒体的传播作用,加大健康科学知识宣传力度。动员健康教育工作网络,进行主题宣传活动策划,调动一切相关资源和力量,开展丰富多彩的宣传活动,促进政府和社会机构积极参与,形成集中宣传的态势,扩大社会影响,吸引公众参与,达成健康共识,形成科学健康观,养成健康生活方式。

**（五）结合重点人群及重点健康问题,实施跨部门健康教育干预活动**

历年健康素养监测结果表明,尽管我国城乡居民健康素养水平呈现逐年上升的趋势,但总体仍处于较低水平,还有很大的提升空间,特别是15~24岁青少年以及60岁以上老年人,健康素养水平明显低于全人群,应引起格外关注。由于不同人群存在于不同的场所,且引起健康素养低水平的原因不同,因此,需要对重点人群采取不同的措施。同时,妇女、儿童、老年人、残疾人、流动人口、贫困人口也是健康素养提升的重点人群,应组织开展符合其特点的健康素养传播活动,加强精神文明建设,发展健康文化,移风易俗,培育良好的生活习惯。

而在针对这些重点人群开展健康干预时,采取基于现实职能所在多部门合作的综合策略是最有效的策略和措施,往往可以取得事半功倍的效果。比如,提升青少年健康素养水平,需要卫生部门与教育部门联手;如果针对青少年肥胖问题进行宣传时,则需要卫生部门与学校、家长进行合作,在专业领域则需要专业机构和食品营养、运动健身、心理等领域的专家合作,共同开展,才能取得好的效果。此外,健康素养应该从小抓起,学校应把健康教育纳入国民教育计划,通过健康教育课、专题教育以及日常教育等多种途径,宣传普及健康知识。

### （六）开展监测与评价

居民健康素养水平是全国健康城市评价的指标。在城市建立健康素养监测系统,并定期开展具有城市城乡居民代表性的健康素养监测,不仅可以掌握城乡居民健康素养水平的现状、不同人群的变化特征和变化趋势,还可以用来评价健康城市建设是否达标以及整个城市开展健康教育与健康促进工作的效果,并为各级政府和相关部门制定相应的卫生规划和卫生政策提供科学依据。为确保监测的科学性和有效性,健康素养监测工作建议由当地健康教育专业机构承担,并按照中国健康教育中心的统一要求开展,以便监测结果可以与其他城市进行比较。

## 健康素养监测实施方案（示例）

### （一）监测对象

城市所辖非集体居住的 15~69 岁城乡常住居民。常住居民指过去 12 个月内在当地居住时间累计超过 6 个月的居民,不考虑是否具有当地户籍,不包括居住在医院、养老院、学校集体宿舍等场所的居民。

### （二）监测内容

调查对象的基本情况,包括年龄、性别、职业等一般人口学资料;基本健康知识和健康理念、健康生活方式与行为、基本健康技能。根据健康素养基本知识与技能以及年度公共卫生重点问题,中国健康教育中心每年会对健康素养调查问卷进行修订,为增加可比性,建议以当年提供全国监测使用的调查问卷为主。

### （三）抽样原则

1. 以城乡进行分层,监测点和监测样本具有城市代表性。

2. 考虑可行性及经济有效性,采用分层多阶段、容量比例概率抽样法（PPS）、整群抽样相结合的方法。

3. 考虑健康素养水平在家庭户中的聚集性,1 个家庭户只调查 1 名符合条件的家庭成员。

### （四）样本量及抽样

1. 直辖市

（1）样本量：样本量计算应综合考虑全市的区县数量、经费、人员、调查时间等因素，一般根据各城市人口数量、城乡人口比例及满足调查的最小样本要求等因素确定样本量。以 2020 年北京市开展监测为例，最近一次 2018 年北京市城乡居民健康素养水平为 32.3%。则 $P=0.323$（当时健康素养水平的数值小于吸烟率的数值，选取健康素养水平作为样本量估算指标），设允许相对误差 15%（允许误差可取值 10%~15%），允许绝对误差 $\delta=0.323 \times 0.12=0.038\ 76$，$\mu_\alpha=1.96$，$deff=2.0$（$deff$ 可取 2.0~2.5），将以上参数代入公式：

$$N=\frac{\mu_\alpha^2 \times p(1-p)}{\delta^2} \times deff$$，则计算出每层最小样本量为 1 118 人。考虑无效问卷和拒访率不超过 15%，计算得到样本量 =1 118 人 /（1%~15%）≈ 1 315 人。

根据上述方法计算出的样本量，能满足全市代表性，但未考虑城乡、男女等分层代表性。如果考虑城乡和男女分层，则实际需要的样本量 = 1 315 × 2 × 2=5 260。

（2）样本分配：样本分配应尽可能使样本相对分散，以保证样本具有更好的代表性。一般情况下，以居委会（行政村）为单位，每个居委会（行政村）调查的人数在 50~80 人为宜，每个居委会（行政村）抽取 55 个家庭户，每户抽取 1 名 15~69 岁常住人口作为调查对象，每个被调查居委会完成 40 份调查为止，则全市需要抽取 5 260 人 /40 人 ≈ 132 个居委会。每个街道（乡镇）调查 2~3 个居委会（行政村）为宜，如果按每个街乡调查 3 个居委会（行政村），则需要调查的街乡数量为 44 个。北京市共有行政区 16 个，各区人口数量差别很大，依据各区人口数量，根据一定的抽样方法，确定各区需调查的街乡数量。

在分配样本过程中,每个居委会(行政村)抽取55个家庭户,每户抽取1名15~69岁常住人口作为调查对象,每个居委会(行政村)完成40份调查为止。抽取居委会(村)过程中,对于规模较小或较大的居委会(行政村),需要进行合并或划分片区。如居委会(行政村)家庭户数少于750户,抽取前应与相邻的居委会(行政村)进行合并至750~1 500户,形成新的抽样单位;如果居委会(行政村)户数规模较大,抽取居委会(村)之后,可进一步划分片区,以单纯随机法抽取1个片区(约750个家庭户)开展调查。

(3)抽样步骤:调查采用分层多阶段整群随机抽样方法。

第一阶段抽样:抽取街道(乡镇)。使用PPS法抽取,容量为每个街道(乡镇)的家庭户数。全市共抽取44个街道(乡镇)。

第二阶段抽样:抽取居委会(村)。使用PPS法在每个抽中的街道(乡镇)中抽取3个居委会(村)。对于居委会(村)户数在750户以下,与相邻居委会(村)合并,形成新的抽样单元,再进行居委会(村)抽样。

第三阶段抽样:对抽中的居委会(村)/片区进行绘图列表,完成家庭户抽样。对于抽中的居委会(村)户数在1 500户以上,首先将该居委会(村)划分为几个户数大致相同的亚区,每个亚区户数约为1 000户,使用简单随机抽样法,抽取一个亚区作为绘图列表的片区。完成绘图列表后,采用简单随机抽样法从每个居委会(村)/片区中抽取55个家庭户。

第四阶段抽样:在抽中的家庭户中确定调查对象。采用KISH表法在每个家庭户中抽取1名15~69岁常住人口作为调查对象,每个居委会(村)内完成40份调查为止。居民健康素养监测抽样步骤,详见表5-1。

表5-1 居民健康素养监测抽样步骤

| 步骤 | 样本分配 | 抽样方法 | 分工 |
| --- | --- | --- | --- |
| 第一阶段 | 抽取44个街道(乡镇) | PPS法 | 市级抽样 |
| 第二阶段 | 每个街道抽取3个村居委会,共抽取132个村居委会 | PPS法 | 市级抽样 |

| 步骤 | 样本分配 | 抽样方法 | 分工 |
|---|---|---|---|
| 第三阶段 | 每个居委会（村）抽取 55 个家庭户 | 简单随机抽样 | 监测点绘图、列表,市级抽样 |
| 第四阶段 | 每个家庭户随机抽取 1 人调查 每个居委会（村）内完成 40 份调查 | KISH 表法 | 市级分配 KISH 表代码,使用电子设备确定调查对象 |

2. 副省级及地级城市

（1）样本量:样本量计算应综合考虑全市的区县数量、经费、人员、调查时间等因素。以 2021 年某副省级或地级市开展监测为例,最近一次 2018 年该市城乡居民健康素养水平为 24.5%（若本市没有开展过监测,可用最近一次全省健康素养水平替代）。则 $P=0.245$,设允许相对误差 15%（允许误差可取值 10%~15%）,允许绝对误差 $\delta =0.245 \times 0.15=0.036\ 75$,$\mu_\alpha=1.96$,$deff=2$（$deff$ 可取 2.0~2.5）,将以上参数代入公式:

$$N=\frac{\mu_\alpha^2 \times p(1-p)}{\delta^2} \times deff$$,则计算出每层最小样本量为 1 052 人。考虑无效问卷和拒访率不超过 15%,计算得到样本量 =1 052 人 /（1%~15%）≈ 1 237 人。根据上述方法计算出的样本量,能满足全市代表性,但未考虑城乡、男女等分层代表性。如考虑城乡、男女分层,则实际需要的样本量 = 1 237×2×2=4 948。

（2）样本分配:应尽可能使样本相对分散,以保证样本具有更好的代表性。一般情况下,以居委会（行政村）为单位,每个居委会（行政村）调查的人数在 50~80 人为宜,每个居委会（行政村）抽取 55 个家庭户,每户抽取 1 名 15~69 岁常住人口作为调查对象,每个被调查居委会完成 40 份调查为止,则全市需要抽取 4 948 人 /40 人 ≈ 123 个居委会。每个街道（乡镇）调查 2~3 个居委会（行政村）为宜。如果按每个街乡调查 3 个居委会（行政村）,则需要调查的街乡数量为 41 个。根据 PPS 抽样方法,确定该市各县区需调查的街乡数量。

在分配样本过程中,每个居委会(行政村)抽取55个家庭户,每户抽取1名15~69岁常住人口作为调查对象,每个居委会(行政村)完成40份调查为止。抽取居委会(村)过程中,对于规模较小或较大的居委会(行政村),需要进行合并或划分片区。如居委会(行政村)家庭户数少于750户,抽取前应与相邻的居委会(行政村)进行合并至750~1 500户,形成新的抽样单位;如果居委会(行政村)户数规模较大,抽取居委会(村)之后,可进一步划分片区,以单纯随机法抽取1个片区(约750个家庭户)开展调查。

(3)抽样步骤:调查采用分层多阶段整群随机抽样方法。

第一阶段抽样:抽取街道(乡镇)。使用PPS法抽取,容量为每个街道(乡镇)的家庭户数。全市共抽取41个街道(乡镇)。

第二阶段抽样:抽取居委会(村)。使用PPS法在每个抽中的街道(乡镇)中抽取3个居委会(村)。对于居委会(村)户数在750户以下,与相邻居委会(村)合并,形成新的抽样单元,再进行居委会(村)抽样。

第三阶段抽样:对抽中的居委会(村)/片区进行绘图列表,完成家庭户抽样。对于抽中的居委会(村)户数在1 500户以上,首先将该居委会(村)划分为几个户数大致相同的亚区,每个亚区户数约为1 000户,使用简单随机抽样法,抽取一个亚区作为绘图列表的片区。完成绘图列表后,采用简单随机抽样法从每个居委会(村)/片区中抽取55个家庭户。

第四阶段抽样:在抽中的家庭户中确定调查对象。采用KISH表法在每个家庭户中抽取1名15~69岁常住人口作为调查对象,每个居委会(村)内完成40份调查为止。副省级及地级市健康素养监测抽样步骤,见表5-2。

表5-2　副省级及地级市健康素养监测抽样步骤

| 步骤 | 样本分配 | 抽样方法 | 分工 |
| --- | --- | --- | --- |
| 第一阶段 | 抽取41个街道(乡镇) | PPS法 | 市级抽样 |
| 第二阶段 | 每个街乡抽3个村居委会,共抽取123个村居委会 | PPS法 | 市级抽样 |

| 步骤 | 样本分配 | 抽样方法 | 分工 |
|---|---|---|---|
| 第三阶段 | 每个居委会（村）抽取 55 个家庭户 | 简单随机抽样 | 监测点绘图、列表，市级抽样 |
| 第四阶段 | 每个家庭户随机抽取 1 人调查每个居委会（村）内完成 40 份调查 | KISH 表法 | 市级分配 KISH 表代码，使用电子设备确定调查对象 |

3. 县级市（直辖市辖区）

为保证抽样调查代表性，兼顾抽样的可操作性，采用多阶段概率抽样方法抽取各级抽样单元。样本量计算和抽样方法如下。

（1）样本量：结合统计学要求和健康县区健康素养监测等工作经验，推荐每个县级市最小样本量为 450 人，能满足全市代表性，但未考虑城乡、男女等分层代表性，如考虑城乡、男女分层代表性，则实际需要样本量为 $450 \times 2 \times 2 = 1\ 800$ 人。

（2）样本分配：应尽可能使样本相对分散，以保证样本具有更好的代表性。一般情况下，以居委会（行政村）为单位，每个居委会（行政村）调查的人数在 50~80 人为宜，每个居委会（行政村）抽取 55 个家庭户，每户抽取 1 名 15~69 岁常住人口作为调查对象，每个被调查居委会完成 40 份调查为止，则全区（县）需要抽取 1 800/40 人 =45 个居委会。每个街道（乡镇）调查 2~3 个居委会（行政村）为宜。如果按每个街乡调查 3 个居委会（行政村），则需要调查的街乡数量为 15 个。根据 PPS 抽样方法，确定该市各县区需调查的街乡数量。

在分配样本过程中，每个居委会（行政村）抽取 55 个家庭户，每户抽取 1 名 15~69 岁常住人口作为调查对象，每个居委会（行政村）完成 40 份调查为止。抽取居委会（村）过程中，对于规模较小或较大的居委会（行政村），需要进行合并或划分片区。如居委会（行政村）家庭户数少于 750 户，抽取前应与相邻的居委会（行政村）进行合并至 750~1 500 户，形成新的抽样单位;如果居委会(行政村)户数规模较大,抽取居委会(村)之后,可进一步划分片区,以单纯随机法抽取1个片区(约750个家庭户)开展调查。

(3)抽样方法:采用多阶段整群随机抽样的方法。

第一阶段抽样:抽取街道(乡镇)。使用PPS法抽取,容量为每个街道(乡镇)的家庭户数。全市共抽取15个街道(乡镇)。

第二阶段抽样:抽取居委会(村)。使用PPS法在每个抽中的街道(乡镇)中抽取3个居委会(村)。对于居委会(村)户数在750户以下,与相邻居委会(村)合并,形成新的抽样单元,再进行居委会(村)抽样。

第三阶段抽样:对抽中的居委会(村)/片区进行绘图列表,完成家庭户抽样。对于抽中的居委会(村)户数在1 500户以上,首先将该居委会(村)划分为几个户数大致相同的亚区,每个亚区户数约为1 000户,使用简单随机抽样法,抽取一个亚区作为绘图列表的片区。完成绘图列表后,采用简单随机抽样法从每个居委会(村)/片区中抽取55个家庭户。

第四阶段抽样:在抽中的家庭户中确定调查对象。采用KISH表法在每个家庭户中抽取1名15~69岁常住人口作为调查对象,每个居委会(村)内完成40份调查为止。县级市(直辖市辖区)健康素养监测抽样步骤,见表5-3。

表5-3　县级市(直辖市辖区)健康素养监测抽样步骤举例

| 步骤 | 样本分配 | 抽样方法 | 分工 |
|---|---|---|---|
| 第一阶段 | 抽取15个街道(乡镇) | PPS法 | 区县级抽样 |
| 第二阶段 | 每个街道抽取3个(村)居委会,共抽取45个居委会 | PPS法 | 区县级抽样 |
| 第三阶段 | 每个居委会(村)抽取55个家庭户 | 简单随机抽样 | 监测点绘图、列表,区县级抽样 |
| 第四阶段 | 每个家庭户随机抽取1人调查每个居委会(村)内完成40份调查 | KISH表法 | 市级分配KISH表代码,使用电子设备确定调查对象 |

## （五）现场调查

严格按照监测方案开展现场调查。调查前确定调查社区和单位，分配好问卷编码。调查前开展调查员培训。解读调查人群确定、问卷填写等组织实施要点，解读抽样信息、问卷编码、问卷完成情况填写、过程资料留存、资料提交等调查细节。

充分取得当地有关机构、调查对象的配合。使用统一的监测工具进行调查。原则上由调查对象根据自己的理解作答，自行完成，调查员不做任何解释。调查对象如有读写等困难，不能独立完成，则由调查员来询问，根据调查对象的回答情况，调查员协助完成。调查员不能使用诱导性或暗示性语言，如遇被调查人文化程度较低或存在语言障碍时，可做适当解释，但解释要忠于原意。质控人员做好质控记录。不得出现将问卷留在调查对象家中改天收回、下发标准答案、非调查对象本人回答等严重违反调查质量控制要求的现象。

## （六）数据录入和分析

可采用 EpiData 软件双录入调查数据。录入时特别注意县区编码和调查对象编码。数据分析前要认真开展数据清理工作。关于健康素养水平的计算和分析方法，可咨询本省（区、市）健康教育专业机构。数据分析结束后，要撰写健康素养监测报告。

## （七）注意事项

城市健康素养监测，应该每三年内至少监测一次。健康城市评估要求三年内的数据。每次健康素养监测的范围要包括城市和农村，而不只是建成区或城区，确保监测具有城市代表性。健康素养监测过程中，特别是对监测数据进行分析和撰写监测技术报告时，要经常和上级健康教育专业机构保持沟通，得到上级部门的专业支持，确保监测结果的科学性。此外，监测报告要及时通过辖区主要新闻媒体向社会发布，主要新闻媒体是指当地的电视、广播、报纸等，而不能只是通过当地疾控中心的行业和部门自媒体平台进行发布。

（刘秀荣）

# 第二节　控制吸烟行为

## 一、基本情况

　　吸烟有害健康,对人体呼吸系统、循环系统、消化系统、内分泌系统等全身器官系统功能都能造成损害。烟草烟雾中含有 7 000 余种化学成分,其中至少 69 种为致癌物。二手烟也可以导致肺癌、成人心脏病、儿童肺部疾病等多种疾病的发生。烟草消费和接触烟草烟雾对人体健康、社会、经济和环境造成的破坏性后果正日益受到关注。吸烟已成为当今社会影响人类健康的重要因素之一,也是当前世界最严重的公共卫生问题之一。世界卫生组织的监测数据显示:烟草使吸烟者平均寿命减少 10 年;每年使 800 多万人失去生命,其中 700 多万人缘于直接使用烟草,有大约 120 万人属于接触二手烟草烟雾的非吸烟者。我国 2019 年吸烟人数约 3.5 亿,被动吸烟人数达到 5.4 亿,每年死于烟草相关疾病的人数约为 100 万,超过结核病、艾滋病和疟疾导致的死亡人数的总和。烟草依赖(尼古丁依赖)被世界卫生组织明确定为一种神经精神疾病。研究表明,如果能够成功戒烟,其危害就可逐渐消退。

　　世界卫生组织《烟草控制框架公约》是世界上第一部公共卫生国际法,旨在降低烟草对健康和经济的破坏性影响,对全世界各国的控烟政策制定与行动实施提供了统一的指导性作用。2006 年 1 月《烟草控制框架公约》在中国正式生效。为帮助各国更好地履约,世界卫生组织于 2007 年推出了六项有效地减少烟草使用的控烟措施(monitor, protect, offer, warn, enforce, raise),简称"MPOWER",包括监测烟草使用和预防政策,保护人们免受烟草烟雾危害,提供戒烟帮助,警示烟草危害,禁止烟草广告、促销和赞助,提高烟草税和烟草制品价格。

　　根据《烟草控制框架公约》规定,2011 年,我国卫生部颁布《公共场所卫生管理条例实施细则》,其中第十八条规定"室内公共场所禁止吸烟"。中共中央、国务院于 2016 年印发并实施的《"健康中国 2030"规划纲要》中要求积极推进无烟环境建设,强化公共场所控烟监督执法。推进公共场所禁烟工作,逐步实现室内公共场所全面禁烟。国务院 2019 年印发实施的《健康中国行动(2019—2030 年)》对控烟领域提出的明确要求是到 2030 年,全面无烟法规保护的人口比例达到 80% 及以上。《2019 年中国控烟履约进展报告》显示,截至 2019 年 12 月,北京、上海、杭州、西安、武汉等 27 个城市立法(或修法)实施了控制吸烟的地方性法规或政府规章。此外,2020 年,国家卫生健康委员会联合中央文明办、全国爱卫办印发《关于加强无烟党政机关建设的通知》,联合国家中医药局印发《关于进一步加强无烟医疗卫生机构建设工作的通知》,联合教育部印发《关于进一步加强无烟学校建设工作的通知》等,同时大力倡导无烟家庭理念,探索无烟场所建设。通过推进无烟立法和监管执法力度,开展无烟环境建设,加大控烟宣传和加强能力建设,构建戒烟服务网络等举措,营造社会共治的良好氛围,为控制吸烟提供良好无烟环境。

## 二、主要指标

### 15 岁以上人群吸烟率

1. 定义 抽样调查人群(15 岁及以上)中现在吸烟者人数占调查者总数的比例。反映某个时间在一个限定人群中发生吸烟现象频率大小的指标。我国采用的是全球成人烟草调查标准。

2. 计算方法 被调查者中现在吸烟者人数 / 被调查者总数 × 100%。吸烟者指调查时吸烟的人和以前曾经吸烟的人。样本量需能满足本地区的代表性。

3. 口径范围 市域。

4. 数据来源部门 卫生健康部门。

2020 年我国 15 岁及以上成人吸烟率为 25.8%,与既往数据相比,15 岁及以上成人吸烟率呈现下降趋势,但与实现《健康中国行动(2019—2030年)》和《"健康中国2030"规划纲要》提出的"到2030年,15岁以上人群吸烟率降低到20%"的目标,仍有较大差距。因此,为有效落实控烟目标,我国控烟工作力度亟待加强。

### 三、实现路径和方法

#### (一)推动控烟立法和强化执法监管

1. 推动控烟立法　《烟草控制框架公约》在我国的实施,加快了控烟立法进程。2019年12月28日,《中华人民共和国基本医疗卫生与健康促进法》经第十三届全国人民代表大会常务委员会第十五次会议表决通过,并于2020年6月1日起正式实施。其中第六章健康促进第七十八条提出:国家采取措施,减少吸烟对公民健康的危害。公共场所控制吸烟,强化监督执法。控烟立法成果显著,以上海为例,自2010年上海控烟立法以来,成人吸烟率已下降了7.2个百分点,截至2019年,上海成人吸烟率已连续"六连降"至19.7%。控烟立法对于推进"健康中国"建设,保障国民生命健康,推动社会文明进步意义重大。

2. 控烟执法的模式　我国主要采用单部门执法和多部门执法两种模式。其中,有以北京为代表的单部门执法模式,也有以上海、广州、深圳、香港特区、澳门特区等为代表的多部门执法模式。单部门执法,执法主体统一组织相关行政部门共同参与监督管理,有望改变执法队伍单薄,执法力度较弱的现状。多部门执法,主要执法部门统一协调好各相关行政部门的执法工作,辅以公众参与,充分发挥社会监督作用。总体来看,控烟执法应明确各部门职责与分工,赋予协调部门一定的权利在最大程度上对职能进行有机统一,减少不必要的部门间协调;推动部门间协调合作方式的转变;开展自觉协调和强制协调。

控烟工作要突出"综合治理",发挥好相关部门和全社会的作用。首先,应强调场所单位是禁止吸烟管理的责任主体。明令法定禁烟场所应组织安排具体负责劝阻吸烟的志愿者或工作人员,一旦发现有人违规吸烟,要对烟民进行劝阻,如不听劝阻的,要及时上报给相应的监管部门;其次,明确卫生、教育、文化、体育、旅游、市场、交通和商务等行政管理部门及相关行业协会的控烟管理责任,并将其纳入日常管理范畴;再者,鼓励和倡导控烟志愿者、各社会团体组织和有意参与控烟工作的个人积极行动起来,开展各类控烟宣传活动,组织社会监督,帮助烟民戒烟,并为控制吸烟工作建言献策。

3. 控烟监管的方法 随着控烟立法的城市日益增多,创新监管模式,加大执法力度,不断提升监管执法效果尤为重要。具体做法为:将日常管理与控烟执法相结合,多措并举,提高监管执法成效;定点、定时巡查,对举报投诉较多的场所,通过督导检查、专项行动等方式,进行全覆盖复查,做到"回头看",督促这些场所及时整改,严格落实控烟工作的规范要求;针对写字楼控烟死角执法取证难的现状,制定一系列举措,让控烟工作取得更明显的成效,举措可以包括物业与楼内所有的租户签订控烟管理协议,违规吸烟者所属单位需承担清洁费用,消防通道内设监控录像,巡楼人员配备摄像记录仪,在公共卫生间加装简易吸烟报警器,合理设置室外吸烟点等;此外,定期开展无烟环境督导和暗访。

**(二)加强和优化无烟环境建设的支持系统,将无烟环境建设作为城市健康细胞建设的必须前提**

无烟环境是指在所有的室内公共场所、工作场所和公共交通工具内都没有吸烟的现象。包括无烟党政机关和企事业单位、无烟医疗卫生机构和无烟学校建设等,为出台全面无烟公共场所政策提供依据。无烟环境的建设过程主要包括四个阶段。

1. 准备阶段 主要是制定无烟环境建设的管理制度,明确责任分工、建立工作机制、制定管理规定等。具体做法为:明确各部门职责,将无烟单位建设纳入年度工作计划,建立控烟宣传、督导巡查、考评奖惩、戒烟干预等工作机制;营造无烟环境氛围,在单位室内所有区域内规范张贴或摆放禁烟标识,对于控烟重点区域建议安装烟雾报警器,制作控烟宣传展板或布置科普宣传材料,同时利用电子屏播放控烟宣传视频,营造无烟环境氛围;规范吸烟行为,鼓励扩大禁烟范围至室外区域,提倡采取疏堵结合的方式,室内严格禁烟,室外定点规范吸烟,不吸游烟;吸烟点设置符合要求,且非烟草赞助;建设前开展《职工吸烟与二手烟暴露》问卷基线调查,了解目前单位内控烟现状,还可以了解职工对烟草烟雾危害认知的情况,职工的吸烟情况及戒烟意愿等,以开展针对性的控烟建设、宣传及干预措施,对无烟建设完成后的情况开展效果评估。

2. 实施阶段　通过各种途径充分动员告知职工单位正在建设无烟单位。在建设过程中单位应开展广泛宣传,争取全社会的支持和配合,适时开展线上线下特色活动;可结合单位活动,或与单位所在辖区社区卫生服务中心联合开展控烟主题宣传,充分调动职工参与的积极性;也可通过举办健康讲座或开展控烟知识竞赛,普及控烟知识和技能;鼓励在公众平台等新媒体平台宣传,不仅营造无烟氛围,也向社会宣传无烟环境共建共治的重要性;开展不同对象侧重内容的培训,全体职工应加强吸烟和二手烟暴露的危害、单位控烟的益处等内容培训;巡查员、志愿者应加强控烟规章制度重点内容和提醒、劝阻技巧等内容的培训;吸烟职工应加强戒烟意愿和动机、戒烟方法和技巧方面的培训;实施阶段最重要的日常控烟工作就是开展督导巡查。根据检查结果配合相应奖惩措施,并定期通报和督促整改控烟工作欠佳的部门或区域;及时对有戒烟需求的职工提供戒烟资源和支持,成立戒烟互助小组,分享成功戒烟经验,开展同伴教育等,充分借助社区医生或家庭医生的帮助,实现戒烟的目标。

3. 评估阶段　无烟单位可对照相应评分表开展自我评估,加强薄弱环节整改,总结建设过程中开展的各项控烟工作。自评达标后,可向无烟环境建设管理部门申请开展验收评估。现场验收的形式包括听取汇报、查阅资料和查看环境。通过验收后,予以发文并颁发无烟单位证书(铜牌)。

4. 维持阶段　继续保持无烟环境建设效果,形成常态化管理。鼓励对建设过程中的亮点经验、创新做法加以总结和宣传推广,形成无烟环境社会共建的良好氛围。

为了提高无烟环境建设效果,可以对各级各类机关、卫生健康单位定期开展无烟环境督导和暗访。通过对控烟状况打分"排名"、对发现问题通报"点名",不断巩固整改,切实推进党政机关和卫生健康系统对无烟环境建设的表率和示范作用。

**(三)针对不同人群特征开展形式多样的控烟科普宣传教育活动**

戒烟干预科普宣传旨在激发公众对健康知识的兴趣和热情,加深对戒烟服务内容的理解,从被动接受逐渐转变为主动获取,有助于自觉养成健康、科学、文明的无烟生活行为方式。

1. 控烟宣传的内容与人群　戒烟干预科普宣传教育要侧重目标和重点人群开展。对于青少年,应树立对烟草的正确认识,"拒吸第一支烟";对于儿童青少年和有孕妇的吸烟家庭,重点科普二手烟和三手烟的危害;对于前来就医的患者,有针对性地科普烟草危害与疾病的关系以及戒烟益处;此外,近年来,全球范围的电子烟行业发展迅速,我国电子烟也呈流行增长趋势,尤其对青少年的影响日益突出,加强电子烟的宣传科普教育十分重要。

2. 控烟宣传的形式　线下开展的戒烟干预大众传播包括:一是张贴宣传海报,利用橱窗、画廊、专栏和走廊宣传栏,传播无烟健康理念、介绍戒烟知识与技能、倡导健康生活方式;二是在合适的场所摆放和发放宣传资料;三是利用公共场所 LED 屏、电视屏、智能机器人等电子平台,滚动播放控烟戒烟健康和技能,在耳濡目染中接受控烟教育;四是举办健康讲座,结合"世界无烟日""世界慢阻肺日""国际肺癌日""世界心脏日"、《公共场所控制吸烟条例》宣传月等卫生主题宣传节点,集中开展控烟宣传、戒烟讲座,组织义诊或健康咨询活动,让广大群众切实认识到吸烟的危害性;五是医生在诊疗时,主动询问患者吸烟史,并宣传控烟知识,积极征求戒烟意愿,为吸烟者提供戒烟指导和帮助。

线上控烟大众传播阵地包括:一是公众平台,戒烟医生通过个人公众号,拓展线上开展健康科普的新阵地,还可以在公众号内加入预约挂号、戒烟门诊时间等信息和功能,使公众通过关注医生的公众号了解相关健康科普知识。二是短视频平台,在制作短视频时,可以将控烟科普知识制作成大众更容易接受的碎片化学习健康科普的形式,除了常规的知识解说类,还可以尝试故事情景小视频,甚至是改编歌曲,这类创作型视频容易获得官方媒体平台的推荐,传播速度惊人,很可能成为流行"爆款"。

**(四)定期开展烟草流行和使用行为监测,为制定或调整干预策略提供依据**

开展烟草流行监测是《烟草控制框架公约》明确赋予各缔约国的职责,也是 MPOWER 系列政策的重要组成部分。例如,中国疾病预防控制中心组织的全国 15 岁以上人群和青少年烟草流行调查,对监测烟草使用情况,获取具有代表性的、针对各类人群烟草使用关键性指标的周期性数据具有至关重要的作用;对推动出台国家级烟草控制相关政策起到了积极的作用。

**(五)建立和加强城市戒烟服务网络建设**

2014 年,中央补助地方烟草控制项目设立了三项提供戒烟服务的工作:在健康促进医院全面开展简短戒烟干预服务、设立规范化的戒烟门诊和建立戒烟热线,全面启动 MPOWER 政策中"O"(提供戒烟帮助)策略,为我国提供了减轻疾病负担和避免过早死亡的最有效措施之一。2019 年颁布的《健康中国行动(2019—2030 年)》中明确指出,逐步建立和完善戒烟服务体系,将询问患者吸烟史纳入到日常的门诊问诊中,推广简短戒烟干预服务和烟草依赖疾病诊治。加强对戒烟服务的宣传和推广,使更多吸烟者了解到其在戒烟过程中能获得的帮助。统筹协调戒烟资源和建设投入,建立完善戒烟热线、移动戒烟平台、辖区规范化戒烟门诊和社区戒烟支持等一体化闭环戒烟服务网络平台,提供便捷、科学、有效的综合戒烟服务。逐步实现戒烟服务资源通过信息化技术互联互通,真正实现"互联网 + 戒烟"和大数据精准戒烟服务。深入推进戒烟服务网络建设,提升专业人员戒烟服务能力建设,提供更规范专业的戒烟指导和干预,是《健康中国行动(2019—2030)》中的具体任务,应对戒烟门诊、戒烟热线、医务人员等开展分级分类培训。参加培训的专业医师都是开展戒烟门诊、控烟工作的核心力量,也是开展分级分类戒烟培训的重要师资力量,参与培训的人员能把培训的成果带回到工作实际中,并带动科室和医院的其他医务人员及医院所在辖区的其他医疗机构、社区卫生服务中心的全科医生、家庭医生等基层医务工作者,一起开展戒烟干预和指导,大力推行简短戒烟干预,为有戒烟需求的烟民提供科学、有效、便捷可及的戒烟指导。

### (六)指导个人戒烟能力提升

吸烟是一种成瘾性行为,戒烟的过程是一个循序渐进的过程,根据行为阶段变化理论,戒烟一般可以分为 5 个阶段:考虑前期,此时尚无戒烟动机;考虑期,已有戒烟动机,但尚未设定戒烟日期;准备期,决定采取戒烟行动,计划在 1 个月内停止吸烟;行动期,已开始戒烟,但不到 6 个月;维持期,持续成功不吸烟 6 个月以上。需要对烟民所处的阶段进行评估,结合心理干预,有针对性地采取干预措施;同时,提高戒烟服务网络的可及性,提高烟民的戒烟成功率。

### (七)加强限制烟草广告投放的政策实施

根据《行动》要求,全面落实《中华人民共和国广告法》,加大烟草广告监督执法力度,严厉查处在大众传播媒介、公共场所、公共交通工具、户外发布烟草广告的违法行为;并依法规范烟草促销、赞助等行为;严禁向未成年人销售烟草制品。

(陈　德　孙源樵)

# 第三节　科学运动

## 一、基本情况

世界卫生组织研究数据表明,影响健康的因素中,有 60% 以上是行为和生活方式。体育运动是健康生活方式的重要内容,通过锻炼可以促进人的身体健康,提高生命质量,减少医疗开支,是实现全民健康最积极、最有效也是最经济的手段。1996 年美国《体力活动与健康:来自首席卫生官的报告》指出:无论什么年龄的人,只要经常参加中等强度的体力活动,生命质量都可以得到提高。

我国自古就关注运动对健康的作用。《吕氏春秋·尽数篇》提出,"流水不腐,户枢不蠹,动也,形气亦然,行不动则精不流,精不流则气郁"。其大意就是,只有通过运动才能促进精气流动,保持健康。新中国成立后,党和政府高度重视群众体育工作,《中华人民共和国宪法》明确了以群众体育发展促进人民体质增强的要求。近年来,随着人们健康意识的提升,"生命在于运动""运动促进健康"等理念被普遍接受,经常参加体育锻炼的人数占比不断提高,2020 年达到 37.2%,较 2014 年的 33.9% 提高了 3.3 个百分点,比《健康中国行动(2019—2030 年)》中提出的 37% 以上高出 0.2 个百分点。

科学运动是在科学理论(包括运动人体科学、生物学、医学、心理学和运动处方)的指导下,根据个体健康情况进行的、能够提高自身生理机能和素质、增进健康的身体活动。但必须同时认识到,运动是一把双刃剑,它可以增强体质,但如果不注重方式方法,也有可能危害人体健康,如"网球肘""跑步膝""深蹲腰""足球踝"等。

## 二、主要指标

### 经常参加体育锻炼人口比例(%)

1. 定义　经常参加体育锻炼的人数占常住总人口数的比例。经常参加体育锻炼指每周参加体育锻炼活动不少于 3 次、每次不少于 30 分钟、锻炼强度中等以上。

2. 计算方法　经常参加体育锻炼的人数 / 常住总人口数 ×100%。

3. 口径范围　市域。

4. 数据来源部门　体育部门、统计部门。

经常参加体育锻炼的人数比例是一项重要的社会体育指标,不仅可以反映人们对体育活动的参与程度和亲和程度,也是衡量一个国家和地区的社会发展水平、综合实力、社会文明程度和体育发展水平的重要指标,是制定社会发展规划和进行发展策略研究的一个重要依据。

运动强度指运动对人体生理刺激的程度,可以用最大吸氧量( $VO_2max$ )、代谢当量( MET )、心率和自觉疲劳 / 用力程度( RPE )表示。通常情况下,使用最大心率的百分数和自觉疲劳 / 用力程度来表示。中等强度的下限为中速( 4km/h )步行。( 来源:《中国居民膳食指南( 2016 )》核心推荐二 )

人体的最大心率与年龄有关,采用下列公式可以推算正常人群的最大心率:最大心率( 次 /min )=220– 年龄( 岁 )。体育运动时,心率在85% 或以上最大心率,或者实测心率达到 140 次 /min 以上时,相当于高强度;心率控制在 60%~85% 最大心率范围,或者心率在 100~140 次 /min 范围,相当于中等强度;心率控制在 50%~60% 最大心率范围,或者心率低于 100 次 /min,相当于低强度。( 来源:《全民健身指南》)( 表 5-4 )。

表 5-4　体育健身活动强度划分及其监测指标

| 运动强度 | 心率 /( 次 /min ) | 呼吸 | 主观体力感觉 / 级 |
| --- | --- | --- | --- |
| 小强度 | <100 | 平稳 | 轻松 |
| 中等强度 | 100~140 | 比较急促 | 稍累 |
| 大强度 | >140 | 急促 | 累 |

### 三、实现路径和方法

促进经常参与体育锻炼行为养成可以遵循个体或者群体的健康行为理论模式,选取可以实施的要素,对运动行为进行分析和诠释,提供科学运动方法的指导,增强运动的信心,促进人群养成科学运动的习惯。

#### （一）开展多种形式的健康教育

系统化认识体育锻炼,是养成健康身心的前提。充分利用各种途径和渠道,广泛宣传体育锻炼、科学运动对于健康的意义,普及相关知识,加深居民对于锻炼健身内容的理解,有助于激发居民个体行为改变的动力,逐步形成坚持锻炼的行为。健康教育的主要内容至少包括:科学运动益处,例如什么是中等强度的锻炼项目,如何合理安排中等强度的锻炼项目等,静坐生活方式及不合理运动的危害与不良影响,以及周边进行体育锻炼的资源和机会,这些内容有助于鼓励受众采取并保持活跃的生活方式。

折页、海报、墙报、小册子、健康教育处方等都能成为宣传科学健身理念、促进居民参与体育锻炼的有效载体,利用图片和文字相结合,生动形象地展示体育锻炼和科学运动的益处、困难、误区、注意事项等。除上述载体以外,传统媒体中的杂志、报纸、视频也都能发挥各自作为传播载体的优势发挥作用。此外,还可以充分利用多媒体技术、互联网技术优势,利用公众平台、互联网等开展体育锻炼的健康科普,创造生动的体育锻炼自然情境,在情境中告知居民体育锻炼项目内涵,引导和教育居民形成正确的认识,激发运动动机以及锻炼的意义,树立身体锻炼意识。

科学运动、经常参加体育锻炼还需要借助于日常健康教育相关活动,例如学校的体育课、社区的健康教育课、社会性活动等,应常抓不懈。2018年,"健康中国行"的活动主题定为"科学健身",全国上下举办了形式多样的健康教育活动,除上述多种形式传播以外,还有健康教育课程、核心信息发布、全民健身活动、科普图书和实用工具发放等。

**(二)根据不同人群特点开展健康教育**

不同群体对健身的需求也不尽相同,有的想解决自身健康问题,譬如肥胖、改善体质;有的出于兴趣爱好参与健身,譬如增肌、学习舞蹈、练习瑜伽;有的则为了社交或休闲需要参与运动。不同年龄性别之间也存在差别,中、青年参加体育锻炼的频度较低,运动形式更加多元化,但随着年龄的升高,参加运动的频率加大,采用小强度的运动形式的比重增加,运动形式减少,因此,要结合不同人群需求,开展专项的健康教育指导,通过丰富内容、增加趣味性等提高体育锻炼的参与度。

在学校,应该保证运动时间,积极落实阳光体育一小时,同时丰富教学内容,满足多元化需求,可以增加舞蹈项目、民族民间项目、新型运动项目等,如增设台球、踢毽子、跳橡皮筋、健美操、现代舞蹈、韵律操、太极、散打等,同时根据学生体质情况及体育教学安全要求,可以增设轮滑、街舞等内容;不仅传授体育知识技能,提高学生体质,同时培养学生良好的锻炼习惯。此外,在学生群体中,需要增加对家长的教育,改变家长对体育锻炼的认识,帮助家长树立正确的体育观,使家长明确体育锻炼是有益于学生身心健康和智力发育的关键运动。

在单位,加强科学运动、健康管理的宣传与指导,推进小组活动,开展运动技能培训,开设瑜伽、普拉提、尊巴等课程,通过运动中的良好情感体验增加运动的黏度,提升员工参与度。

在社区,通过老年社会团体开展体育锻炼的健康教育活动等吸引和组织老年人长期有序、安全有效地参与体育锻炼,推广八段锦、木兰扇、广场舞等都能增加中老年人的参与度。

### (三)推进健康管理与体育指导结合

每个人的身体状况、运动心脏负荷能力等都存在差别,因此要结合实际情况对每个人进行个体化指导,突出体育锻炼项目的个人适宜性。建议居民开展健康体检,从体检结果中获取与运动不足、运动不科学相关的健康问题,健康管理师帮助其了解缺乏运动的危害以及科学运动的健康获益,结合体检结果,由体育指导专业人员开展运动能力测评,帮助确定适宜的运动项目和运动强度,同时指导锻炼者对运动负荷、频率、感受等方面进行监控及记录,并根据个体体能等的变化情况进行动态评估,并不断调整运动方式和运动量,培养真正意义上的健康行为。

以长跑运动为例,从大众健康角度来说,过度的长距离跑步,并不适合所有人,相反,盲目地参与长距离跑步,还可能因为身体机能的不适应而出现一系列病症,所以,在进行健康教育的时候,要务必注意突出"适时适量",强调运动循序渐进、持之以恒,避免"三天打鱼,两天晒网",应按照刺激 - 适应 - 再刺激 - 再适应的规律有节奏地调整。

开展全社会有效的体育指导,还需要推进社会体育指导员培养,使指导员能提供日常健身项目和健身方法咨询、讲解示范技术动作等;能进行个体运动能力和负荷的评价测试,帮助开展科学指导。需要强调的是,体育指导员需要提高转化运用能力,注重将专业运动中防伤训练方法、运动减控体重方法、运动疲劳消除手段、竞技体育更高效率的训练方法等进行转化,以指导群众体育和全民健身,更好地服务于群众,同时能拉近市民与竞技运动的距离,为全民健身奠定基础。

### (四)利用同伴教育促进健康行为养成

"同伴教育"是目前社会培训中广泛采用的方法之一。所谓"同伴教育",是指人们在社会生活当中,更愿意听从和接受与其年龄接近、知识背景趋同、拥有共同爱好等,具有某一共同或相近特点的同伴的建议,利用同伴间的影响力,彼此之间传播知识、传授技能、分享经验等,以达到有效教育的目的。在体育锻炼的教育中,引入"同伴教育",能够使个体受到身边同伴影响或者是自身影响到周边的同伴,运动观念、锻炼态度以及体育行为能够引发彼此之间的对照、模仿、攀比等,同伴间良好的带动作用对彼此之间体育锻炼习惯的养成有着春风化雨的促进作用,有助于个体养成良好的体育锻炼习惯,尤其是在青少年体育锻炼中存在显著而强大的同伴效应,因此,在学生群体中,可以通过鼓励青少年扩大交往、增加其朋友数量、积极改善人际关系,通过同伴干预共同推进经常体育锻炼习惯的养成。

朋友间的陪伴、鼓励与信息交换在一定程度上能提升人群锻炼的参与热情,相似程度较高的人群更有可能共同结伴参与锻炼,可以通过移动互联网平台、聊天软件等建立健身、运动群,通过同伴相互督促、相约开展体育锻炼。

### (五)提供更多的锻炼设施和环境

借助全民健身活动推进,为市民提供运动的设施设备,利用各种方式将体育运动设施设备的使用方法传递给市民,使之能够为科学运动提供必要的硬件环境,同时减少运动带来的损伤。

（魏晓敏    周静锋）

# 第四节　媒体健康科普

良好的健康氛围有助于公众形成科学的健康观,激发人群对健康问题的关注,促进公众对健康知识和健康信息的学习,提升公众对健康活动和事务的参与程度,并促进自身健康行为习惯和良好生活方式的形成,从而提升健康的自我管理能力。媒体是开展公众健康教育与健康科普的重要平台,是健康城市建设的重要力量。开展媒体健康科普可提升一个城市的健康氛围,有利于改善公众科学健康观和提升健康素养水平。

## 一、基本情况

媒体是人们借助其来传递信息与获取信息的工具、渠道、载体、中介物或技术手段。媒体的作用主要有:监督与纠正不良现象、协调社会关系、传承文化、提供娱乐、引导大众和传播资讯。传统的媒体有电视、广播、报纸、周刊(杂志)。随着科学技术的发展,逐渐衍生出新的媒体,如互联网和手机等。新媒体是利用数字技术,通过计算机网络、无线通信网、卫星等渠道,以及电脑、手机、数字电视机等终端,向用户提供信息和服务的传播形态。近年来,随着手机的普及,新媒体、移动互联在传播中的作用越来越得到广泛的重视,由此,全媒体的概念应运而生。

健康教育是通过改变人们的行为来达到促进健康的目的。而改变行为的过程和健康知识的传播、健康意识的启迪、健康价值观的转变,以及健康技能的传授和不健康行为的干预密不可分。媒体在健康信息传播方面具有很大的优势,这包括一次传播,信息的接受者众多;单位时间内传播的信息量大,覆盖的范围非常大,传播的速度也很快,此外,从传播效果上来看,成本效益也很高。因此,充分发挥媒体在健康传播中的作用,不仅是健康教育工作的需要,也是媒体满足人民群众对健康需求的重要任务。媒体开展健康科普传播,对营造健康氛围、传承健康文化、塑造公众健康行为具有重要的作用。

《"健康中国2030"规划纲要》指出,"各级各类媒体加大健康科学知识宣传力度,积极建设和规范各类广播电视等健康栏目,利用新媒体拓展健康教育"。因此,对媒体而言,应充分发挥搭建平台、聚合各方的效能,积极参与健康科普事业,不断增强公众自身判断力,促进其选择正规、权威渠道获取信息,与政府、相关专业机构通力合作,开辟健康科普"正规军"的阵地,传播正确的健康知识。

## 二、主要指标

### 媒体健康科普水平

1. 定义 相关部门在不同类型大众媒体上开展健康教育和健康科普,包括面向公众的以健康为主题的网站或主页,在电视台、广播电台、报纸期刊上设置固定的健康栏目。

2. 计算方法 在面向公众的以健康为主题的网站/主页、电视台、广播电台、报纸期刊4类媒体上均设置了固定的健康栏目来开展健康教育和健康科普,得4分,少一类减1分。具体要求如下。

(1)主办网站:指健康教育专业机构主办或参与的面向公众的网站或主页,网页内容主要与健康教育相关。独立健康教育机构所主办的网站属于主办网站。隶属于疾控中心的健康教育所,如在疾控中心网站上有独立主页的计入内,在疾控中心的网站上没有独立页面的不计在内。

(2)与电视台合办栏目:指与电视台合作开展的、长期稳定的固定健康栏目。合作时间>6个月。以下情况不计入:①与电视台一次性或临时性合作开展的健康专题节目。②以新闻、字幕、公益广告等形式播放健康信息。

(3)与广播电台合办栏目:指与广播电台合作开展的、长期稳定的固定健康栏目。合作时间>6个月。以下情况不计入:①与广播电台一次性或临时性合作开展的健康专题节目。②以新闻、公益广告等形式播放健康信息。

（4）与报刊合办栏目：指与报刊媒体合作开展的、长期稳定的固定健康栏目。合作时间 >6 个月。

3. 口径范围　市域。

4. 数据来源部门　卫生健康、宣传、广电等部门。

### 三、实现路径和方法

#### （一）明确媒体健康科普的定位

一是坚持服务人民。以保护人民生命安全、增进人民身体健康为出发点，以公众健康需求为导向，增加权威健康科普知识供给，扩大健康科普知识的传播覆盖面，为人民群众准确查询和获取健康科普知识提供便利，提升意识与素养。二是坚持科学准确。提升健康信息的质量，发挥健康科普专家的作用，遏制虚假健康信息，净化健康科普知识传播环境。三是坚持公益普惠。健康科普知识的发布与传播应当坚持公益性原则，生产、发布和传播符合目标人群特点、文化水平和阅读习惯的健康科普知识，为人民群众提供内容丰富、形式多样的健康科普知识。

#### （二）明确媒体和相关部门在健康科普中的责任

各健康科普知识发布和传播主体主办单位应当履行信息内容管理主体责任，加强自身健康科普知识发布和传播管理，健全健康科普知识生产、审核、发布等管理制度，明确具有相关专业背景的健康科普知识编辑与审核人员，常规性审查本机构发布知识的科学性、准确性和适用性。鼓励媒体将健康科普专家纳入到健康类节目、栏目和健康公益广告的审核团队，依托专业力量，提升健康科普节目、栏目、公益广告的质量。

卫生健康部门应当加大健康科普知识供给力度，支持并鼓励医疗卫生行业与相关从业人员创作和发布更多更优质的健康科普作品；建立健全健康科普专家库，制定健康科普专家管理制度，为各健康科普知识发布和传播主体开展健康科普知识审核提供支持。

## （三）媒体健康科普的内容和要求

媒体健康科普的内容主要包括：普及卫生健康相关法规与政策，提升公众维护他人健康的社会责任意识；普及科学健康观，引导公众正确认识健康，理解生老病死的自然规律，了解医疗技术的局限性，尊重医学和医务人员，共同应对健康问题；普及合理膳食、适量运动、戒烟限酒、心理平衡等健康知识，推动养成文明健康、绿色环保的生活方式；普及预防疾病、早期发现、紧急救援、及时就医、合理用药、应急避险等必备技能，自觉维护自身健康。

媒体健康科普应坚持正确政治方向、舆论导向、价值取向，符合伦理规范；内容正确，没有事实、表述和评判上的错误，有可靠的科学证据（循证原则），符合现代医学进展与共识；主题契合公众关切的健康问题，语言与文字通俗易懂；基本要素齐备，有明确的来源、作者、发布时间、适用人群等；不含破坏国家宗教政策、宣扬封建迷信，煽动民族仇恨、民族歧视，淫秽、色情、暴力的违法信息。

## （四）加强媒体健康科普的监督与评估

卫生健康部门会同相关部门建立协调联动机制。加强健康科普知识监测与评估，推广科学性强、传播效果好的健康科普知识，并加强虚假健康信息处置力度，通过 12345 政务服务便民热线等渠道接受社会各界的监督，对出现较多虚假信息且影响较大的健康科普知识发布和传播主体及时向主管部门进行通报，对于传播范围广、对公众健康危害大的虚假信息，组织专家予以澄清和纠正。

宣传、网信、广电等部门会同卫生健康等相关部门引导各健康科普知识发布和传播主体加强对发布和传播健康科普知识信息的审核，及时删除虚假健康信息，防止误导群众。

（刘秀荣）

# 第五节 志愿者服务

## 一、基本情况

我国对志愿者做如下定义:"在自身条件许可的情况下,参加相关团体,在不谋求任何物质、金钱及相关利益回报的前提下,在非本职职责范围内,合理运用社会现有的资源,服务于社会公益事业,为帮助有一定需要的人士,开展力所能及的、切合实际的,具一定专业性、技能性、长期性服务活动的人。"

在我国正式使用志愿者这一词汇的时间还不是很长,但是志愿服务的思想却源远流长。1963 年 3 月 5 日,毛泽东主席发出了"向雷锋同志学习"的号召。1993 年底,共青团中央决定实施中国青年志愿者行动。1994 年 12 月 5 日,共青团中央成立了中国青年志愿者协会。2000 年 3 月 5 日,共青团中央确立全国首个中国青年志愿者服务日。多年来,青年志愿者行动的服务领域不断扩大,在农村扶贫开发,城市社区建设、环境保护、大型活动、抢险救灾、社会公益等领域发挥了重要作用。

随着社会的发展,各级政府对志愿服务的高度重视,我国志愿服务逐渐走上了规范化、法制化管理的道路,2017 年,《志愿服务条例》经国务院第 175 次常务会议通过,自 2017 年 12 月 1 日起施行。根据《志愿服务条例》,志愿者是指以自己的时间、知识、技能、体力等从事志愿服务的自然人。志愿服务是指志愿者、志愿服务组织和其他组织自愿、无偿向社会或者他人提供的公益服务。志愿服务具有公益性、自愿性、无偿性和组织性四个基本特征。公益性是志愿服务的本质,志愿性是志愿服务正常开展的基础,无偿性是志愿服务的基本要求,组织性是志愿服务开展的体制保障。

志愿者奉献社会,传递爱心,传递文明,是良好社会风气的风向标。有学者认为,评价一个城市的文明程度,并不是看它有多少高楼大厦,而是看它有多少志愿者。城市的文明，与志愿者同在。注册志愿者比例是衡量社会发展和文明进步的重要指标之一，注册志愿者比例越高，城市的文明程度越高。《全国文明城市建设标准》要求，城市志愿者注册比例应≥13%。

## 二、主要指标

**注册志愿者比例（%）**

1. 定义　本市"全国志愿服务信息系统"中注册的志愿者人数占全市人口总数的比例。

2. 计算方法　本市"全国志愿服务信息系统"中注册的志愿者总人数 / 本市常住人口总人数 ×100%。

3. 口径范围　市域。

4. 数据来源部门　民政、文明办、共青团、统计等部门。

## 三、实现路径和方法

根据中国注册志愿者管理办法，志愿者可以向市、县、乡和大中专院校团组织及其授权的志愿者组织申请注册，注册机构向申请人颁发中国注册志愿者证，中国志愿者胸章，注册证标注全国统一的注册号及注册志愿者的身份证号。提高注册志愿者比例的路径和方法包括以下几个方面。

### （一）开展社会动员，招募志愿者

宣传和社会动员是招募志愿者的前提。了解志愿服务的目的、任务、流程、管理等相关内容，以便于志愿者根据自己的情况合理选择志愿服务。志愿服务是不以获得报酬为目的，自愿帮助他人和服务社会的一种行为。志愿者提供志愿服务不以获得报酬为目的，但并不意味着志愿服务对于志愿者是没有任何回报的。志愿者希望通过组织机构提供的平台，学习新技能、新知识、结交新朋友，锻炼自身能力，实现自我价值等；组织机构希望通过志愿者的加入来解决自身劳动力缺乏的问题，这是双方进行双向选择的结果。如果任何一方从对方身上达不到预期目标，那么合作就很难继续。

## （二）加强志愿服务培训，提升志愿者的服务技能

一般情况下，志愿者服务的开展是在组织机构提供的平台基础之上的，志愿者与服务对象之间开始并没有很深的了解，因此志愿服务前期开展需要组织人员从中沟通和协调，帮助志愿者与服务对象之间建立互相信任、友好的关系。此外，任何一项志愿服务都有其具体的要求，一些服务还需要一定的专业技能，要确保志愿者能够顺利提供服务，志愿者服务组织应该做好相关培训的安排，确保志愿者能够安全、有效、高质量完成志愿服务。

## （三）实施激励与表彰，对志愿者服务进行鼓励与支持

志愿服务是公益的，无偿的，但并不意味着是应该的。志愿者的劳动及劳动成果应该得到应有的尊重。志愿服务结束后社工和服务对象应及时对志愿服务进行总结反馈。志愿者尤其是刚参与志愿服务的人员，前期都希望得到机构和服务对象的鼓励与支持，及时的志愿服务反馈会给志愿者带来莫大的肯定和鼓励。根据组织机构的实际财务情况尽力给予志愿者适当的激励和荣誉表彰。需要注意的是，组织机构在招募志愿者时应实事求是，不夸大许诺志愿服务奖励，但对于组织机构能给到的福利和资源也不要吝啬。

## （四）加强志愿者组织机构的优化管理，为志愿者提供更好的服务

志愿者组织管理机构应根据自己的实际情况完善相关志愿者管理和注册制度，对不同类型志愿者分别建档、分类管理，以便于日后进行志愿者资源梳理和资源共享。在生活中应和志愿者多沟通、多联系，了解志愿者在服务中的收获，服务中的困惑、困难并及时给予疏通和解决，了解志愿者在志愿服务中的预期目标达成情况，帮助建立彼此信任关系。还应根据现有的志愿服务项目选择适合的志愿者，让志愿者的特长在志愿服务中得到发挥。鼓励志愿者提出自己的建议，促进志愿者和组织机构间实现双向互动；鼓励志愿者在志愿服务中发现居民的问题和需求、探索新的服务方式。

（刘秀荣）

## 【参考文献】

［1］李伟.健康中国视域下的健康文化建设:评《21 世纪人类"健康文化"的建立与战略构想》［J］.中国食用菌,2020,39（9）:270.

［2］李长宁.第九届全球健康促进大会重要文献及国际案例汇编［C］.北京:人民卫生出版社,2018.

［3］向春玲.健康中国需要提升全民健康素养［N］.学习时报,2020-10-14（007）.

［4］中华人民共和国中央人民政府.2020 年全国居民健康素养水平升至 23.15%［EB/OL］.（2021-04-01）［2023-10-25］.http://www.gov.cn/xinwen/2021-04/01/content_5597287.htm.

［5］于英红,晏秋雨,谢娟.中国居民健康素养研究进展［J］.中国慢性病预防与控制,2021,29（7）:530-534.

［6］邱超奕.提升健康素养要补短板［N］.人民日报,2021-05-14（019）.

［7］张沁兰,易雪媛,吕茜倩."健康中国"视角下的健康文化 7S 模型研究［J］.价值工程,2019,38（31）:122-124.

［8］徐海东.中国居民健康素养水平的新发展与启示［J］.人口与健康,2021（10）:27-31.

［9］付志华.从传播到实践:"健康中国"背景下的健康促进研究［J］.武汉体育学院学报,2021,55（12）:21-28.

［10］World Health Organization. World Health Organization Report on the Global Tobacco Epidemic, 2011: Warning about the dangers of tobacco. 2011［EB/OL］.［2021-06-15］. https://www.afro.who.int/publications/who-report-global-tobacco-epidemic-2011.

［11］世界卫生组织.2019 年全球烟草流行报告［EB/OL］.［2021-06-15］. https://www.who.int/publications/i/item/9789241516204.

［12］健康中国行动推进委员会.健康中国行动（2019—2030 年）［EB/OL］.（2019-07-15）［2021-06-15］.http：//www.gov.cn/xinwen/2019-07/15/content_5409694.htm.

［13］王宁,冯雅靖,包鹤龄,等.2014 年中国 40 岁及以上人群吸烟现状调查［J］.中华流行病学杂志,2018,39（5）:551-556.

［14］The Clinical Practice Guideline Treating Tobacco Use and Dependence 2008 Update Panel, Liaisons, and Staff. A Clinical Practice Guideline for Treating Tobacco Use and Dependence：2008 Update A U.S. Public Health Service Report［J］. Am J Prev Med, 2008, 35（2）: 158-176.

［15］张小乐.2019 年中国控烟履约进展报告［EB/OL］.（2020-05-27）［2021-6-15］.http://www.etmoc.com/m/looklist?Id=041517.

［16］李新华.2018 中国成人烟草调查报告［M］.北京:人民卫生出版社,2020:1-141.

［17］黄金荣.世界无烟立法的现状与趋势［J］.环球法律评论,2012（1）:39-53.

［18］赵淑英.健康教育与健康促进学［M］.北京:世界图书出版公司,2005.

［19］CARL IF, DIANE DA.健康促进项目:从理论到实践［M］.顾沈兵,译.上海:第二军医大学出版社,2015:179-180.

［20］郭瑞兰,景凤霞.试析大众传播媒介与控烟［J］.中华医药学杂志,2003,2（8）:103-104.

［21］姜垣,杨焱,王立立.简短戒烟干预手册［M］.北京:军事医学科学出版社,2013.

［22］杨文礼,高艳敏,刘玉.体育公共服务体系基本理论框架构建与分析［J］.沈阳体育学院学报,2012,31（6）:25-29.

［23］国家体育总局.中国体育年鉴（1996）［M］.北京:中国体育年鉴社,1999:159.

［24］易铭裕,刘晓辉.试析科学运动的概念及功用［J］.武汉科技大学学报:社会科学版,2007,9(1):93-96.

［25］李先雄,杨芳.我国不同年龄群体的体育锻炼特征及发展对策研究:以湖南省为例［J］.广州体育学院学报,2012,32(5):46-49,55.

［26］权小娟,卢春天.青少年体育锻炼中的同伴效应及性别差异［J］.上海体育学院学报,2020,44(4):41-49.

［27］包国强.新时代中国特色媒体社会责任体系简论［J］.浙江树人大学学报:人文社会科学,2021,21(6):1-11.

［28］杨茉.新媒体时代新闻传播的现状与社会责任的强化［J］.新闻传播,2021(16):48-49.

［29］何一凡.建设性新闻视角下突发公共卫生事件报道实践探析［D］.广州:广东外语外贸大学,2021.

［30］翟向阳.健康教育学［M］.重庆:重庆大学出版社,2018.

［31］中共中央　国务院印发《"健康中国2030"规划纲要》［EB/OL］.(2016-10-25)［2023-10-25］.http://www.gov.cn/zhengce/2016-10/25/content_5124174.htm.

［32］志愿者服务条例［EB/OL］.(2017-09-06)［2023-10-25］.https://www.gov.cn/zhengce/content/2017-09/06/content_5223028.htm.

［33］章君凤.我国志愿者组织的运行现状与专业化发展对策研究［D］.武汉:武汉科技大学,2012.

［34］郑黎群.中国志愿服务的现状及发展对策［D］.武汉:华中师范大学,2008.

［35］孙昭君.志愿者服务能力提升路径［J］.现代交际,2021(23):170-172.

# 第六章

# 健康人群

2016年,中共中央 国务院印发并实施《"健康中国2030"规划纲要》,明确推进健康中国建设要把健康摆在优先发展的战略地位,必须坚持以人的健康为中心,围绕影响健康发展的突出问题,将健康理念融入所有政策体系,努力为社会民众提供全方位、全生命周期的健康保障与健康服务。

健康城市建设作为落实健康中国建设、推进健康中国行动的重要抓手和有效载体,其工作的最终目标就是不断改善人群健康水平,保障全生命周期健康。健康的影响因素极其广泛,涉及环境、社会、个人生活方式和行为、医疗卫生服务等诸多方面。健康城市建设突出预防为主和健康促进,坚持"大卫生、大健康"理念,强调"将健康融入所有政策"和共建共享,通过建设健康环境、构建健康社会、优化健康服务、倡导健康文化等健康治理措施,统筹应对各类健康影响挑战,不断改善各类健康影响因素,最终达到维护和保障人群健康的目的。

对于健康城市建设而言,健康人群维度主要是体现健康城市建设的结局和效果,即通过健康治理,城市人群的健康水平达到了什么样的水平。结合全国健康城市评价指标体系,本章主要介绍人均预期寿命、婴儿死亡率、5岁以下儿童死亡率、孕产妇死亡率、甲乙类传染病发病率、重大慢性病过早死亡率、18~50岁人群高血压患病率、肿瘤年龄标化发病率变化幅度等指标的情况,包括指标的定义、计算方法、口径范围、数据来源部门等,供健康城市建设的管理者参考使用。

## 一、基本情况

2022年7月12日,国家卫生健康委发布的《2021年我国卫生健康事业发展统计公报》显示,中国居民人均预期寿命由2020年的77.93岁提高到2021年的78.2岁,孕产妇死亡率从16.9/10万下降到16.1/10万,婴儿死亡率从5.4‰下降到5.0‰,在发展中国家位于前列。但与发达国家相比,居民的健康素质和生命质量仍有待提升,我国慢性病患病率已达23%,近年来,各类慢性病的标化死亡率均呈现增长趋势,且居民的健康期望寿命明显低于发达国家。

培育健康人群就是要从生命的各个阶段让所有人都能在身体、心理、社会功能方面达到完满状态,这既是人类自身发展的需要,也是经济社会可持续发展的基础,是健康中国建设的重要内涵,是贯彻落实"发展为了人民、发展依靠人民、发展成果由人民共享""人民至上"等重要思想的具体体现。

全生命周期健康就是让所有人特别是高危人群,在生命每个阶段都尽可能达到最理想的健康状况,包括①良好的婴幼儿开端(0~3岁):保护婴幼儿健康,为一生打下良好基础;②安全的儿童成长期(4~11岁):培养健康行为,促进儿童健康,使其安全成长;③健康的青少年期(12~19岁):帮助青少年健康、安全成长,并做好进入社会的准备,成为独立的有用人才;④成年期健康:保持有意义且有质量的生活,能够完全参与到各项生命活动中,并以理想的健康状况步入老年;⑤老年健康:提高老年人生活质量,使其生活自理、融入社会、老有所养、老有所医及老有所为。在以重点人群为主要抓手的全方位、全生命周期培育健康人群的过程中,定期监测评估健康人群主要指标并为政策落实效果、优化调整等提供依据尤为重要。

## 二、主要指标

### (一)人均预期寿命(岁)

1. 定义　户籍人口0岁尚存者预期平均尚能存活年数。是国际通用的评价一个国家、地区人口健康状况的重要指标,也是衡量社会经济发展水平及医疗卫生服务水平的指标。人均预期寿命因不受人口年龄构成的影响,可直接用于不同地区间的比较。

2. 计算方法　TX(生存总人年数)/LX(尚存人数)

3. 口径范围　市域。

4. 数据来源部门　卫生健康部门。

**(二)婴儿死亡率(‰)**

1. 定义　婴儿出生后不满周岁死亡人数占同期活产儿总数的比率。是反映一个国家、地区社会卫生状况和婴儿保健工作的重要指标,特别是妇幼保健工作水平的重要指标,也是死亡统计中较为敏感的指标,对人均(健康)期望寿命有重要影响。

2. 计算方法　年内未满1岁婴儿死亡数/同年活产儿总数 ×1 000‰。

3. 口径范围　市域。

4. 数据来源部门　卫生健康部门。

**(三)5岁以下儿童死亡率(‰)**

1. 定义　规定年份出生的儿童在年满5岁前死亡的概率(表示每1 000名活产的比率),但须以现有年龄死亡率为准。是衡量一个国家、地区社会卫生状况和儿童保健工作的重要指标。

2. 计算方法　同年5岁以下儿童死亡数/同年活产儿总数 ×1 000‰。

3. 口径范围　市域。

4. 数据来源部门　卫生健康部门。

**(四)孕产妇死亡率(1/10万)**

1. 定义　从妊娠开始至产后42天内死于各种原因的孕产妇,占同期每10万次分娩活产数的比例。是评价妇女保健工作开展状况的重要指标,可以间接反映一个国家的卫生文化水平。

2. 计算方法　某年某地区孕产妇死亡数/同年同地区活产数 ×100 000。

3. 口径范围　市域。

4. 数据来源部门　卫生健康部门。

### （五）甲乙类传染病发病率（1/10 万）

1. 定义 《中华人民共和国传染病防治法》规定管理的传染病分甲类、乙类、丙类三类,其中甲类和乙类传染病报告发病数占同期全市同期每10 万常住人口数的比例。

2. 计算方法 甲乙类传染病报告发病数 / 同期全市常住人口数 × 100 000。

3. 口径范围 市域。

4. 数据来源部门 卫生健康部门、统计部门。

5. 指标意义 是反映我国法定报告传染病中甲乙类传染病对人群健康影响、描述传染病分布状态的一项重要指标,可探讨病因并对传染病防治措施进行评价。

### （六）重大慢性疾病过早死亡率（％）

1. 定义 30~70 岁人群因心脑血管疾病、癌症、慢性呼吸系统疾病和糖尿病死亡的概率。

2. 计算方法 30~70 岁人群四类慢性病过早死亡率可通过 30~70 岁间四类慢性病合并的年龄别（5 岁组）死亡率来推算,这也是国际通用的测算方法。30~70 岁四类慢性病无条件概率计算公式为： ${}_{40}^{*}q_{30} = 1 - \prod_{X=30}^{65}(1 - {}_{5}^{*}q_X)$ 。其中, ${}_{5}^{*}q_X$ 为对于每个 5 岁组,死于四类慢性病的概率,计算公式为： ${}_{5}^{*}q_X = \dfrac{{}_{5}^{*}M_X \times 5}{1 + {}_{5}^{*}M_X \times 2.5}$ （其中, ${}_{5}^{*}M_X = \dfrac{\text{年龄 X 与 X+5 岁间四类慢性病的死亡数}}{\text{年龄 X 与 X+5 岁间的人口总数}}$ ）。

3. 口径范围 市域。

4. 数据来源部门 卫生健康部门。

5. 指标意义 提出该指标的意义在于引起政府、民众的共同关注,制定相关的卫生政策,养成健康的生活方式和行为习惯,降低慢性病导致的过早死亡、生产力低下和劳动力不足。

**（七）18~50 岁人群高血压患病率（%）**

1. 定义　18~50 岁常住人口中患高血压人数占该人群人口总数的比例。

2. 计算方法　18~50 岁常住人口高血压患者数 / 同年 18~50 岁常住人口总数 ×100%。

3. 口径范围　市域。

4. 数据来源部门　卫生健康部门、统计部门。

5. 指标意义　在我国，心血管病死亡居城乡居民总死因的首位，而其中超半数的心血管病死亡都与高血压有关。该指标的提出有利于制定和评价相关高血压防控措施及策略，对卫生决策意义重大。

**（八）肿瘤年龄标化发病率变化幅度（%）**

1. 定义　辖区居民当年肿瘤年龄标化发病率与上年相比增长的幅度。

2. 计算方法　（当年肿瘤年龄标化发病率 – 上年肿瘤年龄标化发病率）/ 上年肿瘤年龄标化发病率 ×100%。

3. 口径范围　市域。

4. 数据来源部门　卫生健康部门。

5. 指标意义　是评价我国慢性病控制水平的重要指标。年龄标化肿瘤发病的变化可以有针对性地对高危人群开展指导和干预，对于肿瘤预防与控制具有重要的现实意义。

（徐　勇　刘晓俊　鲁芳芳）

【参考文献】

李立明 . 公共卫生在健康中国建设中的地位和作用［J］. 中华流行病学杂志，2018，39（7）：867-872.

# 健康细胞和健康乡镇、健康县区建设规范（试行）

## 健康村建设规范（试行）

### 第一章　总　　则

**第一条**　为提升乡村健康治理水平,有效控制村居健康危险因素,减少农村常见健康危害,提升村民健康素养,全面改善健康状况,依据国家相关法律法规规定制定本规范。

**第二条**　健康村作为"健康细胞"建设的重要内容,是落实健康中国行动的重要抓手之一,是巩固脱贫攻坚成果、促进乡村振兴的重要举措。

**第三条**　健康村建设按照属地管理、自愿参与的原则开展。

**第四条**　健康村建设坚持"党委领导、政府指导、部门协作、社会支持、村民参与",通过建设健康环境、优化健康服务、倡导健康文化等,满足村民健康需求,实现乡村治理与人的健康协调发展。

**第五条**　本规范适用于全国各行政村。

### 第二章　建设健康环境

**第六条**　开展美丽宜居村庄和美丽庭院建设,村域生态环境优美,村容村貌整洁,各项服务健全,乡土文化繁荣,村民和谐幸福。

**第七条**　完善村域道路、环卫、电力、通信、消防等基础设施,实现硬化、绿化、亮化、美化、净化。北方地区积极推进清洁取暖改造。积极开展老年人、残疾人无障碍设施建设或改造,鼓励建设与常住人口规模相适应的婴幼儿活动场所及配套服务设施。

**第八条**　村庄院落环境干净整洁,农户房前屋后和村巷道无柴草杂物、积存垃圾和塑料袋等白色垃圾,河岸、沿村公路、村内道路沿线等无散落垃圾,铁路沿线垃圾有效管控。村内河塘沟渠等水体没有"黑臭"现象,堤坡整洁且无乱搭乱建。

**第九条**　实现自来水全普及,保障饮水安全。村内饮用水源依法划定水源保护区或保护范围,保护区内无任何可能危害水源水质的设施,无有碍水源水质的活动。

**第十条**　加强食品安全监督管理,村内食品生产经营单位内外环境卫生整洁,积极推行明厨亮灶,食品采购、储存、加工制作和销售符合食品安全相关要求。无贩卖、制售、食用野生动物现象。

**第十一条**　建立生活垃圾收集管理制度,垃圾箱桶布局合理、数量足够、有门有盖、周围清洁,生活垃圾清运及时,无焚烧垃圾现象,鼓励推行垃圾源头减量、就地分类和资源化利用。

**第十二条**　建设覆盖全村的污水收集处理设施或户用污水处理设施,鼓励生活污水源头减量和尾水回收利用。

**第十三条**　居民普遍使用卫生厕所,500户以上村庄配套建设公共厕所,公共区域无人畜粪便暴露。倡导厕所粪污无害化处理和资源化利用。定期组织开展病媒生物防制活动,病媒生物滋生地得到有效治理。

**第十四条**　村庄声环境良好,无固定噪声源干扰周围生活环境或得到有效治理。

**第十五条**　农业生产中使用环境友好型肥料、高效低风险农药,无使用违禁农药现象。有收集农膜、农业投入品包装物的规定和场所。病死畜禽按规定处置,无随意丢弃现象。完善畜禽粪污处理设施,严格环境监管,减少恶臭污染,推进农作物秸秆资源化利用,无秸秆焚烧现象。

**第十六条**　公共场所安全设施齐全、完好。在易发生溺水、跌落、触电等伤害的区域设置安全标志和保护设施。

# 第三章　优化健康服务

**第十七条**　村内有标准化的卫生室,提供预防、保健、健康教育和常见病、多发病的诊疗等基本医疗卫生服务。开展家庭医生签约服务,推广应用中医药适宜技术。鼓励设立村健康自助检测点或建设健康小屋。

**第十八条**　提供分众化、个性化健康教育服务,开展健康科普活动,提高村民健康素养,引导村民践行文明健康绿色环保生活方式。鼓励组建村民健康自我管理组织。鼓励积极开展婴幼儿早期发展入户指导服务,提高村民科学育儿能力。

**第十九条**　完善突发公共卫生事件和重大疫情乡村防控机制,落实相关防控措施。配合做好寄生虫病和地方病等综合防控工作。

**第二十条**　关注留守儿童和妇女、老年人以及残疾失能人员和计划生育特殊家庭人员,采取多种形式为老人和儿童提供日间照料服务,乡村医生或其他医务人员为行动不便老年人提供上门巡诊等服务,推进农村互助性养老。

**第二十一条**　依托相关专业机构和社会组织等为村民提供心理咨询、矛盾调解等服务。

# 第四章　倡导健康文化

**第二十二条**　将文明、健康、绿色、环保等理念和要求纳入村规民约,激发村民健康意识和维护健康的主动性。

**第二十三条**　村党组织、村民委员会及其成员带头践行文明健康绿色环保生活方式,遵守控烟规定。

**第二十四条**　推进健康家庭建设,引导村民牢固树立自己健康第一责任人意识。组织村民积极参加"健康达人"评选活动。

**第二十五条**　倡导无烟文化。村内所有室内公共场所禁止吸烟,在村内公共场所及村民集中区域有明显的控烟标识,村内无烟草广告和促销,不得向未成年人销售烟酒。

**第二十六条**　倡导全民健身文化。村内设立公共健身设施,发挥农村文体骨干、社会体育指导员等全民健身志愿者作用,组织开展简便易行的群众性健身活动及民族、民俗、民间体育活动。

**第二十七条**　传承中医药文化,普及中医药养生保健知识和方法,引导群众正确使用中医药维护自身健康。

**第二十八条**　倡导绿色环保文化。引导村民节约能源,采取步行、自行车等低碳出行方式,减少使用塑料制品、过度包装产品和一次性用品。避免高噪声行为干扰他人。

**第二十九条**　倡导健康消费理念,不购买、不消费假冒伪劣食品。积极推广分餐制和公筷制,大力倡导"光盘行动"。

**第三十条**　倡导文明乡风。提倡文明婚育和安全性行为,鼓励村民及家庭积极参加无偿献血等公益活动。村内无赌博、吸毒、酗酒、卖淫嫖娼等现象和重大社会治安问题。

# 第五章　组织管理

**第三十一条**　将健康村建设纳入村工作计划,指定专人负责健康村建设工作。

**第三十二条**　对居民健康状况及其影响因素进行分析评估,明确主要健康问题及其影响因素,制订健康村建设工作计划,并定期对建设效果进行评估。

**第三十三条**　将健康村建设与乡村治理融合推进,建立健全村民委员会下属公共卫生委员会,充分发挥村组干部、乡镇卫生院和村卫生室医务人员、家庭医生团队等的作用,动员社会组织、志愿者和村民等积极参与健康村建设。

# 健康社区建设规范（试行）

## 第一章　总　　则

**第一条**　为提升社区健康治理水平,有效控制社区健康危险因素,减少社区常见健康危害,提升社区居民健康素养和健康水平,依据国家相关法律法规规定制定本规范。

**第二条**　健康社区建设是落实健康中国行动、推进健康中国建设的重要抓手之一,是"健康细胞"建设的重要内容。

**第三条**　健康社区建设按照自愿参与的原则开展。

**第四条**　健康社区建设坚持"党委领导、政府指导、部门协作、街道组织、社会支持、居民参与",通过建设健康环境、优化健康服务、倡导健康文化等,满足社区居民健康需求,实现社区治理与人的健康协调发展。

**第五条**　本规范所指社区是指聚居在一定地域范围内的人们所组成的社会生活共同体,一般是指经过社区体制改革后作了规模调整的居民委员会辖区。

## 第二章　建设健康环境

**第六条**　社区内道路清洁平整、无积水,建筑立面、楼道等区域干净整洁。社区公园、绿道、宅间绿地能够满足居民休闲、运动等需求。北方地区区域内进行清洁取暖改造。

**第七条**　管网末梢水的水质检测达到生活饮用水国家标准要求。

**第八条**　社区内食品生产经营单位内外环境卫生整洁,安装使用油烟净化装置并达标排放,合理设置排烟口,积极推广明厨亮灶,食品采购、贮存、加工制作、销售符合食品安全要求,对无固定经营场所的食品摊贩实行统一管理。无贩卖、制售、食用野生动物现象。

**第九条**　建立生活垃圾分类制度,推行生活垃圾分类投放、分类收集、分类运输、分类处理,合理布局居住社区的生活垃圾分类投放容器、箱房、桶站等设施设备,生活垃圾日产日清。

**第十条**　在居民集中活动场所附近设置公共厕所,公共厕所的建设和管理达到国家和地方相关标准要求。

**第十一条**　引导居民文明饲养禽畜宠物,及时清理粪便,定期体检驱虫,预防人畜共患病。鼠、蚊、蝇、蟑螂的密度达到国家病媒生物密度控制要求。

**第十二条**　社区内各单位和居民住宅的消防设施齐全、完好,消防通道通畅。社区道路和设施安全状况良好,车辆停放有序。在易发生跌落、触电、溺水等伤害的区域设置安全标志和保护设施。定期组织防震减灾和急救等应急培训。

**第十三条**　加强社区公共基础设施无障碍建设,方便老年人、残疾人出行。有条件的地方积极开展居家适老化改造。鼓励建设与常住人口规模相适应的婴幼儿活动场所及配套服务设施。社区声环境良好,无固定噪声源干扰周围生活环境或得到有效治理。

# 第三章　优化健康服务

**第十四条**　建有标准化的社区卫生服务站（或在社区卫生服务中心服务范围内）,提供预防、保健、健康教育和常见病、多发病的诊疗,以及部分疾病的康复、护理等基本医疗卫生服务。推进家庭医生签约服务。鼓励设立居民健康自助检测点或建设健康小屋。在有条件的社区医疗卫生机构中设立科学健身门诊,推广常见慢性病运动干预项目和方法。

**第十五条** 开展健康教育和健康科普，普及健康知识和技能，提升居民健康素养，引导居民践行文明健康绿色环保生活方式。鼓励成立居民健康自我管理相关的社区社会组织。

**第十六条** 发展社区养老服务和医养结合服务，为老年人提供多层次、多样化健康养老服务。保障独居、空巢、失能（含失智）、重残、计划生育特殊家庭等特殊困难老年人养老服务需求，为高龄、失能、行动不便等居家老年人提供家庭病床、巡诊等上门医疗服务。为留守、孤儿、事实无人抚养儿童、困境儿童等特殊儿童群体提供照护服务和医育结合服务。

**第十七条** 建立健全突发公共卫生事件和重大疫情防控机制、疫情防控物资储备制度，加强医疗卫生机构能力建设，推行网格化管理，不断提升突发事件应对能力。

**第十八条** 鼓励依托城乡社区综合服务设施建立心理咨询（辅导）室或社会工作室（站），提供心理健康咨询、矛盾调解等服务。

# 第四章 倡导健康文化

**第十九条** 制订居民公约，将文明、健康、绿色、环保等理念和要求纳入其中，激发居民的健康意识和维护健康的主动性。

**第二十条** 社区党组织、居民委员会成员带头践行文明健康绿色环保生活方式，遵守控烟规定。

**第二十一条** 推进健康家庭建设，引导居民树牢自身健康第一责任人意识。组织居民积极参加"健康达人"评选活动。

**第二十二条** 倡导无烟文化。社区内所有室内公共场所、工作场所禁止吸烟，社区主要建筑物入口处、电梯、公共厕所、会议室等区域有明显的控烟标识，社区内无烟草广告和促销，不得向未成年人销售烟酒。

**第二十三条** 倡导全民健身文化。充分利用小广场、活动室等空间，配备公共健身设施，发挥体育场馆作用，为居民提供健身服务，发挥农村文体骨干、社会体育指导员等全民健身志愿者作用，组织开展简便易行的群众性健身活动。鼓励建设健康（身）步道、健康主题公园等。加强对健身活动区域和时段的管理，避免干扰居民生活。

第二十四条　传承中医药文化，普及中医药养生保健知识和方法，引导群众正确使用中医药维护自身健康。

第二十五条　倡导绿色环保文化。鼓励节约能源，引导居民步行、自行车或公共交通出行，自带购物袋、水杯等，减少使用塑料制品、过度包装产品、一次性用品。避免高噪声行为干扰他人。

第二十六条　倡导健康消费理念，不购买、不消费假冒伪劣食品。积极推广分餐制和公筷制，大力倡导"光盘行动"。

第二十七条　鼓励驻社区单位和居民履行社会责任，积极参加无偿献血、志愿服务等社会公益活动。提倡文明婚育和安全性行为，社区内无赌博、吸毒、酗酒、卖淫嫖娼等现象和重大社会治安问题。

# 第五章　组　织　管　理

第二十八条　将健康社区建设纳入社区工作计划，指定专人负责建设工作。

第二十九条　对社区居民健康状况及其影响因素进行分析评估，明确主要健康问题及其影响因素，制订健康社区建设工作计划，适时优化调整工作内容，并定期对建设效果进行评估。

第三十条　将健康社区建设与社区治理各项工作融合推进，居民委员会健全下属公共卫生委员会，充分发挥社区工作者、社区卫生服务站工作人员等的作用，动员社会组织、社会工作者、志愿者和社区居民等参与健康社区建设。

第三十一条　探索引入人工智能和大数据应用技术及产品，利用信息化手段提升健康社区建设水平。

# 健康机关建设规范（试行）

## 第一章　总　则

**第一条**　为有效防范机关健康安全风险，减少、控制机关常见健康危害，更好保障干部职工身心健康，依据国家相关法律法规规定制定本规范。

**第二条**　健康机关建设是落实健康中国行动、推进健康中国建设的重要抓手之一，是"健康细胞"建设的重要内容。

**第三条**　健康机关建设按照属地化管理、自愿参与的原则开展。

**第四条**　健康机关建设坚持"党委领导、政府主导、部门协作、机关主动、专业指导"，通过建设健康环境、完善健康服务、倡导健康文化等，不断提升机关干部职工健康素养和健康水平，实现机关建设与人的健康协调发展。

**第五条**　本规范适用于全国各级党政机关，事业单位可参照执行。

## 第二章　建设健康环境

**第六条**　完善机关基础设施建设，为干部职工提供布局合理、设施完善、整洁卫生、绿色环保、舒适优美的办公和生活环境。积极推进清洁取暖改造。

**第七条**　加强水质卫生管理，确保饮用水卫生安全。

**第八条**　机关内部设置的食堂应达到食品安全管理要求，安装使用油烟净化装置并达标排放，合理设置排烟口，避免对周边居民生活产生影响，餐食避免高盐、高油、高糖。

**第九条**　实行垃圾分类，垃圾日产日清，有害垃圾全部交由具有资质的单位处理。

**第十条**　厕所设置布局合理、设施完善、管理规范、干净整洁。

**第十一条**　开展病媒生物防制，鼠、蚊、蝇、蟑螂的密度达到国家病媒生物密度控制标准。

# 第三章 完善健康服务

**第十二条** 鼓励依据有关标准设置医务室（卫生室），配备急救药品、器材和设施，配备自动体外除颤器。推进健康小屋建设，提供健康科普材料，为单位职工提供免费测量血压、体重等服务。鼓励机关设置母婴室或哺乳室，根据女职工需要，建立女职工卫生室、孕妇休息室、哺乳室等设施。鼓励有条件的用人单位在工作场所为职工提供福利性婴幼儿照护服务。

**第十三条** 落实干部职工定期体检制度，并开展健康评估。在属地医疗卫生机构协助下，实施人群分类健康管理，关心关爱女职工健康。

**第十四条** 制订聚集性疫情、群体性食物中毒、火灾等突发事件应急预案，落实相关防控措施。

**第十五条** 鼓励设立心理健康辅导室，为干部职工提供心理评估、心理咨询、宣传教育、自我调适技能培训等服务。

# 第四章 倡导健康文化

**第十六条** 倡导干部职工践行文明健康绿色环保的生活方式。

**第十七条** 面向全员开展健康教育和健康科普，普及健康知识和技能，提升干部职工健康素养。鼓励开展"健康达人"评选。

**第十八条** 建设无烟机关。机关内设置显著禁烟标识，室内全面禁烟，为干部职工戒烟提供必要的支持。干部职工在公共场所严格遵守控烟规定。

**第十九条** 倡导全民健身文化，设有健身设施，组织开展职工健身活动。落实工间操制度。传承中医药文化，普及中医药养生保健知识和方法。

**第二十条** 建设节约型机关。干部职工树立珍惜水电、绿色出行、反食品浪费等意识，开展"光盘行动"，外出自带水杯等，减少一次性餐具和塑料产品使用。

**第二十一条**　干部职工积极参与无偿献血、志愿服务等社会公益活动，履行社会责任。

## 第五章　组　织　管　理

**第二十二条**　将健康机关建设纳入单位发展规划，指定专人负责建设工作。

**第二十三条**　分析评估机关人员的主要健康问题及其影响因素，制订健康机关建设工作计划，并定期对建设效果进行评估。

**第二十四条**　制订促进干部职工健康的管理制度和措施，完善卫生管理、定期体检、工间操、无烟单位、健康教育、员工休假等制度。

**第二十五条**　将健康机关建设与机关党建、团建、文化建设等工作统筹推进，发动干部职工积极参与健康机关建设。

# 健康学校建设规范（中小学版）（试行）

## 第一章　总　　则

**第一条**　为有效防范中小学校师生健康安全风险，减少、控制常见健康危害，促进中小学生健康成长，更好保障广大师生身心健康，依据国家相关法律法规规定制定本规范。

**第二条**　健康学校建设是落实健康中国行动、推进健康中国建设的重要抓手之一，是"健康细胞"建设的重要内容。

**第三条**　健康学校建设按照属地化管理、自愿参与的原则开展。

**第四条**　健康学校建设坚持"党委领导、政府主导、部门协作、学校主责、专业指导"，通过建设健康环境、完善健康服务、加强健康教育、倡导健康文化等，不断提升师生健康素养和健康水平，实现学校建设与师生健康协调发展。

**第五条**　本规范适用于各级各类中小学及中等职业技术学校、特殊教育学校。

# 第二章　建设健康环境

**第六条**　教室、学生宿舍、厕所、运动场所等建筑设计和基本设施配置符合国家相关标准要求。教室采光照明、室内声环境、课桌椅配备、电子屏幕产品等达标。每月调整学生座位,每学期对学生课桌椅高度进行个性化调整。

**第七条**　校园环境整洁卫生,绿化美化。配置洗手设施,教室每日通风换气。校园设施设备环境检测达到国家标准。重点场所定期清洁消毒。垃圾分类、清理及时。积极推进清洁取暖改造。教室、宿舍、食堂、图书馆等重点区域鼠、蚊、蝇、蟑螂的密度达到国家病媒生物密度控制标准。

**第八条**　校内食堂、分餐场所及其从业人员符合国家食品安全相关规定,校内食堂安装使用油烟净化装置并达标排放,合理设置排烟口,实行明厨亮灶。为师生提供营养均衡、烹调合理的餐食,避免高盐、高油、高糖饮食。学校饮用水供应充足并符合国家标准。非寄宿制学校原则上不得在校内设置出售食品的小卖部、超市、自动售卖机等。校园周边食品经营单位无销售"三无"食品、超过保质期限食品、腐败变质食品等现象。建设期间未发生群体性食物中毒事件。

**第九条**　校园内安全、消防等设施符合国家相关标准,建立校园安全突发事件应急机制,配合有关部门综合治理校园周围环境、交通环境和治安环境,防止师生发生伤害。建设期间未发生重大安全事故。

# 第三章　完善健康服务

**第十条**　按照国家有关标准和要求,设置校医院、卫生室或保健室,配备校医或保健教师。鼓励与当地医疗卫生专业机构合作,为师生提供基本医疗卫生服务。

**第十一条**　落实师生健康体检制度，定期开展学生体质测试，建立师生健康档案，针对师生主要健康问题及其影响因素采取综合干预措施。

**第十二条**　配合开展学校传染病监测，落实学校疫情防控措施，开展新生入学、转学预防接种证查验及疫苗补种工作。

**第十三条**　配备急救药品、器材和设施，鼓励配备自动体外除颤器。针对高中阶段学生开展心肺复苏等应急救护培训。

**第十四条**　设置心理辅导室，配备专兼职心理健康教育教师，提供心理健康教育和心理辅导服务，提高全体学生心理素质，为有需求的师生提供心理疏导和援助。

# 第四章　加强健康教育

**第十五条**　将健康教育内容纳入课程计划，做到教学计划、教学材料、课时、师资"四到位"，鼓励将健康教育与各学科教学有机融合。结合学科特点加强对学生健康知识和技能的考查，作为学生综合素质评价的重要内容。

**第十六条**　通过课堂、讲座、知识竞赛、主题班队会等多种方式，向学生教授健康行为与生活方式、疾病与伤害防控、心理健康、生长发育与青春期保健、安全应急与避险等健康知识和技能，提高学生健康素养，引导学生养成健康生活方式。

**第十七条**　落实眼保健操制度。使用电子屏幕产品开展教学时长原则上不超过教学总时长的 30%。指导学生科学规范使用电子屏幕产品，养成信息化环境下良好的学习和用眼卫生习惯。严禁学生将个人手机等电子屏幕产品带入课堂，带入学校的要统一保管。鼓励采用纸质作业。学生近视率应逐年下降。

**第十八条**　落实体育课课时要求，中小学每天安排 30 分钟大课间体育活动，保证学生每天校内 1 小时体育活动时间，倡导家长落实学生每天校外

1小时体育活动时间。发展特色体育项目，培养学生运动兴趣和运动技能。学生肥胖率应逐年下降。

# 第五章　倡导健康文化

**第十九条**　通过电子屏、宣传栏、健康标识等多种形式传播正确的生命观和健康理念，传承中医药文化，倡导文明健康绿色环保生活方式，营造良好的校园健康文化氛围。

**第二十条**　通过家长会、家长健康讲座、告家长通知书等多种形式，提高家长对学生健康的关注，家校携手共同促进学生健康。

**第二十一条**　建设无烟学校，在校门口及校内重点区域张贴或摆放醒目的禁烟标识，校园内无人吸烟，无烟草广告、促销和赞助等现象。师生应带头在公共场所遵守控烟有关规定。校园周边经营者不得向未成年人销售烟酒。

**第二十二条**　倡导简约适度、绿色低碳生活，引导学生保护生态环境，珍惜水电，爱粮节粮，垃圾分类投放。

**第二十三条**　倡导健康消费理念，不购买、不消费假冒伪劣食品。积极推广分餐制和公筷制，大力倡导"光盘行动"。

**第二十四条**　营造师生之间、学生之间、教职员工之间良好的人际关系，关爱身体残疾、家庭经济收入低、留守儿童等学生，为其提供心理支持和生活帮扶。防范校园欺凌和暴力以及体罚、性侵害等事件发生。

# 第六章　组织管理

**第二十五条**　将健康学校建设纳入学校中长期发展规划，确定专人负责建设工作，明确学校各部门职责分工。

**第二十六条**　分析评估师生的主要健康问题及其影响因素，制订健康学校建设工作计划，并定期对建设效果进行评估。

**第二十七条**　制订促进师生健康的管理制度和措施,建立完善学校环境卫生管理、教学过程卫生管理、健康教育课程、重大传染病与常见病防控、食品安全与饮用水卫生管理、师生健康体检、校园禁烟、校园欺凌防治、校园安全管理、网络安全与成瘾预防管理及校方责任险等制度。

**第二十八条**　建立多方沟通渠道,动员学校师生、家长、社区及社区医疗卫生机构共同参与健康学校建设。鼓励建立健康副校长派驻制度,共享体育场地设施、卫生健康服务等资源。

# 健康促进医院建设规范（试行）

## 第一章　总　　则

**第一条**　为推动医院从"以治病为中心"向"以人民健康为中心"转变,更好维护患者、医务人员和公众健康,依据国家相关法律法规规定制定本规范。

**第二条**　健康促进医院是落实健康中国行动要求、推进健康中国建设的重要抓手之一,是"健康细胞"建设的重要内容。

**第三条**　健康促进医院建设通过建设健康环境、优化健康服务、强化健康教育、倡导健康文化等,促进医院高质量、可持续发展。

**第四条**　健康促进医院建设按照属地管理、自愿参与的原则开展。

**第五条**　本规范适用于各级各类医院。

## 第二章　建设健康环境

**第六条**　医院建筑、设施的设计与布局符合国家有关标准和要求,为患者提供安全、舒适的就医环境,不断改善患者就医体验。

**第七条**　医院及其周边环境干净、整洁、有序,灭除鼠、蚊、蝇、蟑螂。院内公共厕所墙面应采用光滑、便于清洗的材料,地面应采用防渗、防滑材料,并设置相应的引导标志,提高公共厕所使用的便利性。二级及以上医院的公共厕所应设置单独的可满足老幼、残疾人等特殊人群方便使用的第三卫生间及附属的盲道、轮椅坡道、扶手抓杆等人性化设施。

**第八条**　医院污水和传染源排泄物经消毒达标后排入污水处理系统,医疗废弃物按国家有关规定及时分类收集处置。提倡使用有利于环境保护的材料与用品。

**第九条**　院内食堂及其从业人员符合国家食品安全相关规定,院内食堂安装使用油烟净化装置并达标排放,合理设置排烟口,积极推行明厨亮灶。为职工和患者及家属提供营养均衡、烹调合理的餐食,避免高盐、高油、高糖饮食。医院饮用水供应充足并符合国家相关标准。

**第十条**　加强精神文明、医德医风和医院特色文化建设,构建和谐医患关系。在门诊大厅、楼内走廊、护士工作站等处张贴或悬挂医护文明守则、文明用语等标识。

# 第三章　优化健康服务

**第十一条**　加强现代医院管理制度建设,贯彻以患者为中心服务理念,持续改善医疗服务,提升患者就医体验。鼓励推进健康管理、健康教育、疾病预防、预约诊疗、门诊和住院一体化服务。利用信息化技术为患者提供高效、便捷、智能的医疗服务。

**第十二条**　为老年人、残障人士、孕产妇、婴幼儿、计划生育特殊家庭等特殊人群提供就医引导等优先和便利的诊疗服务。加强人文关怀和患者隐私保护。

**第十三条**　鼓励医院设立健康管理中心、健康咨询门诊、戒烟门诊等,为慢性病高危人群、脑卒中与冠心病等康复患者、精神疾病患者等提供健康管理服务。

**第十四条** 中医医院要发挥中医药整体医学和健康医学优势,探索融预防保健、疾病治疗和康复于一体的医院创新发展模式。其他有中医特长的医院要为群众提供中医(民族医)药等特色康复和健康指导服务,加强中医优势专科建设,推广中医综合诊疗模式、多专业一体化诊疗模式。

# 第四章 强化健康教育

**第十五条** 在候诊、就医等场所摆放健康教育资料架、发放健康教育材料、举办健康讲座、开展新媒体传播,向患者及其家属普及防病治病知识,宣传科学就医常识和医保政策等。

**第十六条** 针对门诊患者,结合其疾病特点,通过口头教育、开具健康教育处方、候诊与随诊教育等形式开展健康教育。对吸烟者开展简短戒烟干预服务。

**第十七条** 对住院患者开展健康教育需求评估,制订个性化的健康教育方案,开展个体化营养、运动、戒烟限酒等生活方式干预。提供产儿科服务的医疗机构,设置有孕妇学校或家长课堂,制订计划定期组织授课。

**第十八条** 患者出院前,医护人员向其本人及家属强调出院后注意事项。患者出院后,可通过随访、电话与线上咨询、新媒体咨询等形式给予患者连续的健康咨询和指导。

**第十九条** 组建健康科普专家团队,利用大众媒体与新媒体面向全社会开展健康科普,举办卫生健康相关节日纪念日宣传活动,开展健康教育进社区活动,传播健康知识和技能。

# 第五章 倡导健康文化

**第二十条** 面向全体员工普及健康知识和技能,倡导文明健康绿色环保生活方式,提升全体员工健康素养,医护人员在健康理念和行为方面为患者及公众发挥表率作用。

**第二十一条**　建设无烟医院，医院所属区域有明显的禁烟标识，室内全面禁烟，规范设置室外吸烟区，无烟草广告、促销和赞助等现象。医护人员在公共场所带头遵守控烟规定。

**第二十二条**　倡导全民健身文化，设有健身设施，组织开展全体员工健身活动。传承中医药文化，普及中医药养生保健知识和方法。

**第二十三条**　定期对全体员工进行健康体检，针对员工主要健康问题及危险因素，开展有针对性的健康干预，提升员工自我健康管理能力。鼓励医院设立心理咨询室、健身场所等设施。

**第二十四条**　建设节约型单位。全体员工树立珍惜水电、绿色出行、反食品浪费等意识，开展"光盘行动"，外出自带水杯等，减少一次性餐具和塑料产品使用。

# 第六章　组织管理

**第二十五条**　将健康促进医院建设纳入医院发展规划，成立领导小组，指定人员负责建设工作。

**第二十六条**　加强员工健康教育能力建设与培训，将健康教育纳入科室及个人绩效考核机制，将考核结果与岗位聘用、职称晋升、绩效分配、评奖评优等结合。

**第二十七条**　动员医护人员积极参与健康促进医院建设，完善职工健康管理制度和措施，提升职工参与建设的获得感。

# 健康家庭建设规范（试行）

**第一条**　健康家庭建设按照自愿参与的原则开展，通过家庭成员主动学习健康知识和技能，强化自身健康第一责任，践行文明健康绿色环保生活方式,积极改善家庭环境,促进家庭成员身心和谐健康。

**第二条**　家庭成员讲究个人卫生,勤洗手、早晚刷牙、不共用毛巾和洗漱用品,外出就餐使用公勺公筷,不随地吐痰。

**第三条**　家庭日常食谱食物多样,谷类为主,多吃蔬果、奶类、大豆,适量吃鱼、禽、蛋、瘦肉,控制盐油糖,少吃烟熏、腌制食品,烹制食物时生熟分开,不食用野生动物,不采食野菌。倡导健康消费理念,不购买、不消费假冒伪劣食品。践行"光盘行动"。

**第四条**　家庭成员经常运动,减少久坐,选择适合自己的运动方式,外出优先选择步行、自行车或公共交通等出行方式,作息规律,保证充足睡眠。

**第五条**　家庭成员不吸烟,吸烟者尽早戒烟,提倡安全性行为,无赌博、酗酒、吸毒等不良行为。

**第六条**　居室内外环境卫生整洁,室内光线充足、通风良好,根据需要进行居家适老化改造,厕所卫生无异味,垃圾定点分类投放,文明饲养禽畜宠物,积极灭除老鼠、蚊子、苍蝇、蟑螂。

**第七条**　家中常备体温计、体重秤、血压计等健康自测设备。家庭成员定期进行健康体检,积极签约家庭医生,生病时去正规医疗卫生机构就诊,主动到辖区基层医疗卫生机构建立健康档案。家中慢性病患者遵医嘱治疗,重视自我健康管理。倡导优生优育,促进儿童早期发展和健康成长。

**第八条**　家中定期排查水、电、煤气等安全隐患,适量储备应急物品和药品。

**第九条**　家庭内部经常沟通交流,保持平和心态,正确应对矛盾,及时疏导不良情绪。合理安全使用互联网,避免网络成瘾。控制孩子使用电子屏幕的时间。

**第十条**　传扬爱老敬老,关爱妇女儿童的家风,关心邻里,支持无偿献血等社会公益活动。

# 健康乡镇建设规范(试行)

## 第一章　总　则

**第一条**　为提升乡镇健康治理水平,有效控制健康危险因素,减少辖区常见健康危害,提升居民健康素养水平,持续改善健康状况,依据国家相关法律法规规定制定本规范。

**第二条**　健康乡镇建设是推进健康中国建设、落实健康中国行动的重要抓手之一,是巩固脱贫攻坚成果、促进乡村振兴的重要举措。

**第三条**　健康乡镇建设按照自愿参与的原则开展。

**第四条**　健康乡镇建设坚持"党委领导、政府主导、部门协作、社会参与、全民共建共享",通过建设健康环境、构建健康社会、优化健康服务、倡导健康文化等,满足人民群众健康需求,实现乡镇治理与人的健康协调发展。

**第五条**　本规范适用于全国各乡镇,街道可参照使用。

## 第二章　建设健康环境

**第六条**　开展美丽乡村建设,保护生态环境和自然景观,综合提升田水路林村风貌,建设有历史记忆、农村特点、地域特色、民族风格的美丽宜居村镇。

**第七条**　改善农村基础设施条件,村容村貌整洁,实现硬化、绿化、亮化、美化、净化。开展老年人、残疾人无障碍设施建设或改造。鼓励建设与常住人口规模相适应的婴幼儿活动场所及配套服务设施。北方地区积极推进居民清洁取暖改造。

**第八条**　加快饮水安全基础设施建设,持续提升自来水普及率,水质达标,水量水压满足当地居民生活需要。乡镇饮用水源依法划定水源保护区或保护范围,保护区内无任何可能危害水源水质的设施,无有碍水源水质的活动。

**第九条**　有正常运行的污水集中处理设施,推进镇区污水处理设施和服务向村庄延伸覆盖。推进生活污水源头减量和尾水回收利用。辖区内河流、湖泊、沟渠、塘等水体没有"黑臭"现象。

**第十条**    垃圾收运处置体系覆盖所有行政村，乡镇建有垃圾转运站，普及密闭运输车辆，因地制宜推进垃圾就地分类和资源化利用。辖区内无露天焚烧垃圾或利用耕地、山谷、河塘沟渠等直接堆放或填埋垃圾的现象，铁路沿线垃圾有效管控。医疗废物收集处理实现全覆盖。

**第十一条**    推进农业绿色发展，加强农业面源污染和规模化畜禽养殖污染治理，推进农药化肥减量施用和有机肥替代化肥，开展废弃农膜回收，对病死畜禽进行无害化处理，规模化养殖场建有畜禽粪污治理设施并正常使用，农作物秸秆实现资源化利用，无秸秆焚烧现象。无贩卖、制售、食用野生动物现象。加强活禽经营市场管理。

**第十二条**    辖区内居民普遍使用卫生厕所，积极推进厕所粪污无害化处理和资源化利用。在乡镇政府所在地、中小学、乡镇卫生院、集贸市场、公路沿线等地建设卫生公厕。

**第十三条**    定期组织开展病媒生物防制活动，病媒生物滋生地得到有效治理，鼠、蚊、蝇、蟑螂的密度达到国家病媒生物密度控制要求。加强工业噪声、建筑施工噪声、交通运输噪声和社会生活噪声等治理。

# 第三章    构建健康社会

**第十四条**    落实基本养老保险、基本医疗保险、大病保险、最低生活保障、特困人员救助供养、残疾人保障等社会保障制度，提升保障水平。

**第十五条**    发展农村互助性养老服务，为老年人提供多层次、多样化养老服务，保障独居、空巢、失能（含失智）、重残、计划生育特殊家庭等特殊困难老年人养老服务需求。推进医养结合，为高龄、失能、行动不便等居家老年人提供家庭病床、巡诊等上门医疗服务。加快托育服务网络建设，为留守、孤儿、事实无人抚养儿童、困境儿童等特殊儿童群体提供照护服务和医育结合服务。

第十六条　辖区企业开展员工健康管理,落实职业病防护措施,杜绝重特大安全生产事故和职业病危害事故。积极推进健康企业建设。

第十七条　保障学前教育和义务教育的公平性和可及性。积极推进健康学校建设。学校、托育机构积极落实卫生健康工作,有效防控传染病等,切实降低近视、肥胖、伤害等发生率。

第十八条　健康社区、健康村建设覆盖率不低于 30%。

第十九条　加强假冒伪劣食品治理,强化农产品质量安全和食品安全监管,积极推行明厨亮灶,杜绝重特大食品安全事件。

第二十条　公共场所消防设施齐全、完好。在易发生溺水、跌落、触电等伤害的区域设置安全标志和保护设施。有自然灾害救助物资储备和灾害救助应急预案,并定期开展演练。

# 第四章　优化健康服务

第二十一条　有政府举办的标准化乡镇卫生院,并配备全科医生和公共卫生医师,积极推进健康小屋建设。每个村卫生室均达到建设标准并配备合格乡村医生。

第二十二条　面向辖区人群提供预防、保健、健康教育和常见病、多发病的诊疗等基本医疗卫生服务,并通过县乡巡诊、医联体建设等提升农村医疗卫生服务水平。

第二十三条　面向居民开展健康教育和健康科普,普及健康知识和技能,提升居民健康素养,引导居民养成文明健康绿色环保的生活方式。

第二十四条　建立健全突发公共卫生事件和重大疫情防控机制、疫情防控物资储备制度,加强医疗卫生机构能力建设,推行网格化管理,不断提升突发事件应对能力。

第二十五条　依托乡镇卫生院、乡镇综合服务管理机构等探索建立心理咨询室,配备专兼职心理健康辅导人员,提供心理健康咨询等服务。

# 第五章　倡导健康文化

**第二十六条**　机关干部带头践行文明健康绿色环保生活方式，严格遵守党政机关和公共场所控烟规定。通过广泛宣传，营造全民关注健康的社会氛围，促进公众形成文明健康绿色环保的行为和生活方式。

**第二十七条**　开展健康家庭建设活动，引导居民树牢自身健康第一责任，强化健康理念，学习健康知识，掌握健康技能，维护健康环境，践行健康生活。鼓励开展"健康达人"评选。

**第二十八条**　倡导无烟文化。辖区内党政机关均为无烟党政机关。辖区室内公共场所、工作场所禁止吸烟，主要建筑物入口处、电梯、公共厕所、会议室等区域有明显的控烟标识。辖区内无烟草广告和促销，不向未成年人售烟酒。

**第二十九条**　倡导全民健身文化。辖区建有公共健身设施，有条件的地方可建设健康（身）步道、健康（身）广场、健康主题公园等。发挥农村文体骨干、社会体育指导员等全民健身志愿者作用，组织开展简便易行的群众性健身活动及民族、民俗、民间体育活动。

**第三十条**　传承中医药文化，普及中医药养生保健知识和方法，引导群众正确使用中医药维护自身健康。

**第三十一条**　倡导绿色环保文化。鼓励节约能源，引导辖区干部群众采取步行、自行车、公共交通等低碳出行方式，减少使用塑料制品、过度包装产品和一次性用品。

**第三十二条**　倡导健康消费理念，不购买、不消费假冒伪劣食品。积极推广分餐制和公筷制，大力倡导"光盘行动"。

**第三十三条**　倡导文明乡风，提倡文明婚育和安全性行为，鼓励辖区单位和居民积极参加无偿献血、志愿者等社会公益活动，杜绝赌博、吸毒、酗酒、卖淫嫖娼等不良现象。

# 第六章 组 织 管 理

**第三十四条** 树立"大卫生、大健康"理念，统筹落实健康中国、乡村振兴、积极应对人口老龄化等战略，将健康乡镇建设纳入乡镇发展规划，明确部门职责和任务，多措并举推进健康乡镇建设。

**第三十五条** 认真分析辖区人群健康状况及其影响因素，明确主要健康问题和干预策略，制订健康乡镇建设规划和实施方案，并定期对建设效果进行评估。推进将健康融入所有政策。

**第三十六条** 积极动员辖区各类机关、企事业单位、社会组织、志愿者和居民参与健康乡镇建设。

**第三十七条** 加强卫生健康信息化建设，鼓励引入人工智能和大数据应用技术及产品，利用信息化手段提升健康乡镇建设水平。

# 健康县区建设规范（试行）

## 第一章 总 则

**第一条** 为提升县区健康治理水平，有效控制健康危险因素，降低辖区常见健康危害，提升居民健康素养水平，持续改善健康状况，依据国家相关法律法规规定制定本规范。

**第二条** 健康县区建设是推进健康中国建设、落实健康中国行动的重要抓手之一，是县区层面"将健康融入所有政策"的具体实践，是巩固脱贫攻坚成果、促进乡村振兴的重要举措。

**第三条** 健康县区建设按照自愿参与的原则开展。

**第四条** 健康县区建设坚持"党委领导、政府主导、部门协作、社会参与、全民共建共享"，通过完善健康政策、建设健康环境、构建健康社会、优化健康服务、倡导健康文化等,满足人民群众健康需求,促进县区治理与人的健康协调发展。

**第五条**　本规范适用于县、县级市、自治县、地级市所辖区、旗、自治旗、林区、特区等。

# 第二章　完善健康政策

**第六条**　树立"大卫生、大健康"理念,统筹落实健康中国、乡村振兴、积极应对人口老龄化等战略,将健康县区建设纳入县区发展规划。

**第七条**　认真分析辖区人群健康状况及其影响因素,明确主要健康问题和干预策略,制订健康县区建设规划和实施方案,针对当地突出的健康问题,开展跨部门健康行动。

**第八条**　各部门结合自身职责和特点,制订完善有利于健康的公共政策,改善各类健康影响因素。

**第九条**　探索建立健康影响评估制度,对政府及其部门拟定的政策和重大工程项目开展健康影响评估,避免决策对人群健康造成不利影响。

# 第三章　建设健康环境

**第十条**　城镇规划建设布局科学合理,市政环卫设施完善,道路硬化、绿化、亮化、美化、净化,无障碍设施健全,公园、绿道、健康步道等满足居民休闲运动需求,美丽乡村建设成效明显,人居环境整洁有序、健康宜居。

**第十一条**　持续改善辖区大气、水、土壤和声环境质量,加强工业噪声、建筑施工噪声、交通运输噪声和社会生活噪声等治理,杜绝重特大环境污染事件。协同控制温室气体与污染物排放,全面推进工业、能源、建筑、交通等领域绿色低碳转型,践行绿色生产方式。

**第十二条**　饮用水水源地达到国家供水安全要求。辖区水环境质量和水功能区水质达标,河流、湖泊、沟渠、塘等水体无"黑臭"现象。全面建立从源头到龙头的饮水安全保障体系,管网末梢水的水质检测达到标准要求。推动城镇供水设施向农村延伸,农村实现自来水普及。

**第十三条** 统筹城乡污水处理厂、垃圾无害化处理场等环境卫生基础设施规划、设计、建设和管理,逐步实现污水管网全覆盖,推进生活垃圾源头减量和分类收集处理,减少收储运过程中恶臭气体排放,辖区无露天焚烧垃圾或利用耕地、山谷、河塘沟渠等直接堆放或填埋垃圾的现象,铁路沿线垃圾有效管控。实现医疗废物收集处理全覆盖。

**第十四条** 城镇公共厕所建设和管理达到国家和地方相关标准,农村居民普遍使用卫生厕所。病媒生物滋生地得到有效治理,鼠、蚊、蝇、蟑螂的密度达到国家病媒生物密度控制要求。居民文明饲养禽畜宠物,及时清理粪便,定期体检驱虫。无贩卖、制售、食用野生动物现象。

**第十五条** 辖区食品生产经营单位安装使用油烟净化装置并达标排放,合理设置排烟口,积极推行明厨亮灶,食品采购、贮存、加工制作、销售符合食品安全要求。推进农业绿色发展,实施农药化肥减量施用和有机肥替代化肥,开展废弃农膜回收利用。规模化养殖场建有畜禽粪污治理设施并正常运行,农作物秸秆实现资源化利用。加强活禽经营市场管理。

# 第四章　构建健康社会

**第十六条** 推进健康乡镇和健康社区、村、机关（含事业单位）、企业、学校、医院、家庭等健康细胞建设,健康乡镇覆盖率不低于30%,健康细胞覆盖率逐年提升,积极打造有利于人群健康的生活、工作和学习环境,不断提高全社会和个人参与健康治理的能力和水平。

**第十七条** 基本医疗保险实现全覆盖,完善城乡居民基本医保参保政策,提高医疗保障水平。合理确定社会福利保障范围,确保老年人、残疾人、孤儿、精神障碍患者等特殊群体有尊严地生活和平等参与社会发展。

第十八条　构建居家社区机构相协调、医养康养相结合的养老服务体系，发展医养结合服务，为老年人提供多层次、多样化养老服务，着力保障独居、空巢、失能（含失智）、重残、计划生育特殊家庭等特殊困难老年人的养老服务需求。有条件的地方积极开展居家适老化改造。

第十九条　为留守、孤儿、事实无人抚养儿童、困境儿童等特殊儿童群体提供照护服务和医育结合服务。加快完善婴幼儿照护服务设施。为严重精神障碍患者提供诊疗康复服务和人文关怀。

第二十条　强化治安防控、交通和安全管理，落实安全生产责任制，杜绝重特大安全事件。坚决避免发生社会影响恶劣的伤医案件和严重扰乱正常医疗秩序的案件。各单位和居民住宅的消防设施齐全、完好，消防车通道通畅，在易发生跌落、触电、溺水等伤害的区域设置安全标志和保护设施。

# 第五章　优化健康服务

第二十一条　完善医疗卫生服务体系，县域内基本医疗卫生资源按常住人口和服务半径合理布局，促进人人享有均等化的基本医疗卫生服务。建立完善全方位全周期健康服务体系，满足辖区健康服务需求。辖区各级各类医疗卫生机构符合国家设置和建设标准。

第二十二条　积极发展以县级医院为龙头的紧密型县域医共体，加强县级医院对乡镇卫生院、村卫生室的统筹管理，形成高效有序的双向转诊、上下联动机制，推进家庭医生服务升级。推进建立现代医院管理制度，推动公立医院高质量发展。

第二十三条　不断完善疾病预防控制体系，加强医防融合，辖区基层医疗卫生机构和医院落实公共卫生责任。建立健全突发公共卫生事件和重大疫情防控联防联控机制，加强传染病监测预警，推行网格化管理，提升突发事件应对能力。完善意外伤害救援救治网络，提高急救效率。

第二十四条　面向公众开展健康教育和健康科普，普及健康知识和技能,倡导科学防疫、合理膳食、适量运动、戒烟限酒、心理平衡等健康生活方式。在卫生健康相关节日纪念日等节点,开展多部门联合健康主题活动。定期开展辖区居民健康素养水平监测。积极推进健康小屋建设。

**第二十五条** 将健康教育工作纳入医疗卫生机构绩效考核,辖区医疗卫生机构和医务人员在预防、治疗、康复等服务中规范开展健康教育。建立县域健康科普专家库,定期组织专家深入社区、单位、学校等场所开展健康讲座和健康咨询。鼓励和规范医务人员利用各类媒体开展健康科普。

**第二十六条** 健全中医药服务体系,加强县级中医医院特色专科建设,乡镇卫生院和社区卫生服务中心设置中医馆、配备中医医师,鼓励家庭医生提供中医药治未病签约服务。传承发扬中医药文化。

# 第六章　倡导健康文化

**第二十七条** 领导干部带头践行文明健康绿色环保生活方式,遵守党政机关和公共场所控烟规定。倡导"每个人是自己健康第一责任人"理念,营造全民关注健康的社会氛围,促进公众形成文明健康绿色环保的行为和生活方式。

**第二十八条** 建立健康科普信息发布制度,规范健康科普信息传播。本地或驻地媒体(电视台、广播电台、报纸等)开设健康类节目,县域新媒体主动传播健康知识与理念。鼓励辖区社区(村)、企事业单位、社会组织等开展健康科普。依法打击各类虚假宣传和错误信息,及时回应社会关切,合理引导舆论。

**第二十九条** 辖区各类学校开设体育与健康课程,保障健康教育课时,利用多种形式实施健康教育,提高学生主动防病与伤害预防的知识和技能,培养学生健康的行为习惯,改善近视、肥胖等不良健康状况。

**第三十条** 加大全民健身场地设施供给,推进公共体育设施免费或低收费开放,实现县乡村三级公共健身设施和社区 15 分钟健身圈全覆盖。组织群众性体育赛事和活动,营造全民健身社会氛围。推进体医融合发展,提升科学健身指导服务水平。

第三十一条　各级党政机关建设成无烟机关,推进无烟学校、无烟医院等无烟场所建设,推动辖区室内公共场所、室内工作场所和公共交通工具全面禁烟。禁止向未成年人销售烟酒。加大控烟宣传教育力度,提高公众对烟草危害健康的认知程度。

第三十二条　倡导文明健康绿色环保生活,鼓励节约能源,引导辖区干部群众采取步行、自行车或公共交通出行,自带购物袋、水杯等,减少使用塑料制品、过度包装产品、一次性用品。积极推广分餐制和公筷制,大力倡导"光盘行动"。避免高噪声行为干扰他人。

第三十三条　鼓励群众积极参与无偿献血、志愿服务等社会公益活动,惩治赌博、吸毒、卖淫嫖娼等不良现象。

# 第七章　组织管理

第三十四条　把人民健康放在优先发展的战略地位,坚持预防为主和共建共享,建立完善健康县区建设领导协调和工作推进机制,明确部门职责和任务,形成工作合力,全方位推进健康县区建设。

第三十五条　完善健康县区建设工作网络,加强人员培训和业务指导,强化健康教育专业机构对辖区健康教育工作的技术指导,提高社区(村)、单位、社会组织等参与健康县区建设的积极性和能力。

第三十六条　定期开展健康县区建设技术评估,认真分析建设过程中遇到的困难和问题,适时调整优化建设策略和措施,确保建设取得实效。

第三十七条　鼓励引入人工智能和大数据应用技术,利用信息化手段提升健康县区建设水平。